Cirugía Bariátrica de Manga Gástrica - Libro de Cocina

La Guía Completa para Lograr el Éxito de la Cirugía de Pérdida de Peso con Más de 100 Deliciosas Recetas Saludables

Kristin Scott

2

Tabla de Contenido

Además, la información de las siguientes páginas está destinada únicamente para fines informativos y, por lo tanto, debe considerarse como universal. Como corresponde a su naturaleza, se presenta sin garantía de su validez prolongada o de su calidad provisional. Las marcas registradas que se mencionan se realizan sin consentimiento por escrito y de ninguna manera pueden considerarse un respaldo del titular de la marca.

Introducción

Felicitaciones por la compra de *"Cirugía Bariátrica de Manga Gástrica - Libro de Cocina: La Guía Completa para Lograr el Éxito de la Cirugía de Pérdida de Peso con Más de 100 Deliciosas Recetas Saludables"* y gracias por hacerlo. Es un placer para mí ayudarte en este viaje.

Los siguientes capítulos te ofrecerán una descripción general de lo que es exactamente una Gastrectomía Vertical en Manga y lo que puedes esperar antes, durante y después de este procedimiento. Si este es un viaje que has elegido emprender con la meta de lograr una calidad de vida más saludable, entonces este es el libro ideal para ayudarte a medida que trabajas para alcanzar tus metas.

La información en este libro no proviene de ninguna fuente médica anterior a 2017 y cubre una amplia base de investigación científica y consenso médico. El camino hacia una salud renovada es un viaje de descubrimiento sin fin en el que las oportunidades disponibles para ti, después de la cirugía, son infinitas. La decisión que has tomado de someterte a una Gastrectomía en Manga no es una decisión frívola. Te has comprometido a cambiar tu vida. Este libro está escrito con tu decisión en mente. Toda la información contenida en estas páginas te ayudará a tomar las decisiones correctas para seguir adelante.

Junto con la evidencia científica de que una cirugía de Manga Gástrica mejorará tu salud, también hemos anotado los pasos prácticos que deberás seguir en el camino. Un repaso acerca de una posible dieta previa al procedimiento, una dieta de 4 semanas después de la cirugía, un plan de alimentación para 2 semanas después de la cirugía, un montón de recetas deliciosas, ejercicios, opciones no quirúrgicas para reafirmar y tensar tu piel una vez que hayas perdido peso, un plan sobre cómo y cuándo comprar tu nuevo vestuario, ¡y mucho más!

Se hizo todo el esfuerzo posible para garantizar que este libro esté lleno de información útil para ti. Tu éxito es importante para todos. Empecemos.

Capítulo 1: Conceptos Básicos de la Cirugía de Manga Gástrica

Vertical Sleeve Gastrectomy

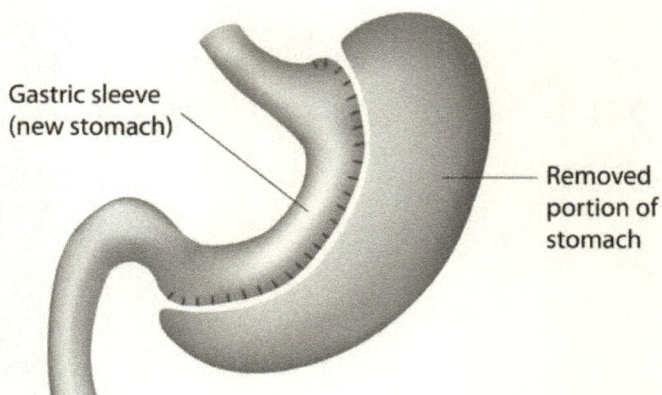

Gastric sleeve (new stomach)

Removed portion of stomach

Gastrectomía Vertical en Manga

La Gastrectomía Vertical en Manga o también conocida como Cirugía de Manga Gástrica no es para las personas débiles del corazón. Te felicito por dar el paso activo hacia una vida más saludable. Esta elección no debe tomarse a la ligera, ya que implica un reajuste radical de muchos patrones de comportamiento, tanto conscientes como inconscientes. Prepararse con tanta información como sea posible antes de la cirugía aumentará enormemente tu capacidad para crear una transición exitosa hacia un nuevo estilo de vida más saludable. Es importante que te des cuenta; la cirugía debe ser considerada como una "herramienta" en tu viaje de pérdida de peso y no como una "solución rápida". Tu éxito en este viaje también dependerá de otros factores importantes como la mentalidad, la disciplina mental, el ejercicio, la educación nutricional, el cambio de hábitos y la modificación de tu comportamiento, entre otras cosas.

Historia

Originalmente, este procedimiento se usaba para modificar otra cirugía de pérdida de peso, el interruptor duodenal. Continuó desarrollándose con el tiempo y más tarde se usó como primera fase en una operación de bypass de dos fases en pacientes que sufrían de obesidad extrema, que no podían asumir el riesgo del procedimiento regular. Los pacientes que experimentaron la primera fase de la operación tuvieron tanto éxito con su pérdida inicial de peso que los médicos comenzaron a investigar el potencial de la primera fase como un procedimiento por sí solo.

¿Qué es?

El procedimiento de Manga Gástrica es una cirugía permanente no reversible, que resulta en un estómago mucho más pequeño. Para muchas personas, el cirujano elegirá realizar el procedimiento por vía laparoscópica, incidiendo varias aberturas limpias en el abdomen de aproximadamente 1/4 a 1/2 pulgadas de largo. Luego se inserta un laparoscopio, una herramienta de tamaño único con luz y cámara, el cual se conecta a una computadora cercana. Las fotografías de la cirugía se muestran en tiempo real en el monitor para que tu cirujano pueda tomar decisiones informadas acerca de la mejor manera de proceder durante la operación.

El cirujano luego reducirá el estómago a aproximadamente el 20 por ciento de su tamaño original (dependiendo del paciente) mediante la extirpación quirúrgica de una gran sección a lo largo de su curvatura, como puedes ver en la imagen de arriba. La forma resultante es un aparato tubular o similar a una manga. Este nuevo estómago continuará llenando la misma distancia desde el esófago hasta el intestino. La salida original o la válvula pilórica continuará operando en su función normal, liberando alimentos desde la manga recién creada hasta el intestino delgado.

En consecuencia, esto reduce significativamente la cantidad de alimentos necesarios para sentirse lleno. Este procedimiento no solo aumenta la sensación de saciedad con cantidades mucho más pequeñas de comida, sino que también disminuye la sensación de hambre. ¿Cómo? Puedes preguntarte. Bueno, la gran parte del estómago que se extrae, contiene la mayor concentración de células que liberan la hormona del hambre, conocida como "grelina". Por lo tanto, a lo largo del día, notarás que tu deseo de comer será mucho menor. Además, el consumo diario de calorías disminuirá de forma natural y sustancial, lo que resultará en una pérdida de peso importante con el paso del tiempo.

¿En qué se diferencia este método de un procedimiento de cirugía de bypass?

El método, conocido como operación de bypass bariátrico, es el procedimiento más comúnmente utilizado en los Estados Unidos para la cirugía como medio para perder peso. Al igual que el procedimiento de Manga Gástrica, en muchos casos, la cirugía de bypass es irreversible. La cirugía en sí con un bypass requiere un ligero aumento en la cantidad de tiempo para realizarse. La Manga Gástrica dura aproximadamente una hora, mientras que el Bypass requiere aproximadamente 1,5 horas. Ambas cirugías requieren de dos a tres días en el hospital después de la cirugía (a menos que surjan complicaciones) y un período de recuperación de 2 a 4 semanas.

Con el procedimiento de Bypass, un cirujano puede optar por realizar una laparoscopia, similar al procedimiento de Manga Gástrica, o puede hacer una incisión de 10 a 12 pulgadas en el abdomen. Se evalúa el estómago en sí, y se construye una bolsa a lo largo de la parte superior. El área de la bolsa se define por la inserción de grapas quirúrgicas. Este bolsillo eventualmente será capaz de contener hasta una taza de comida. Un estómago promedio puede contener hasta 6 tazas de comida.

Luego, el cirujano debe unir el intestino delgado a este "nuevo" estómago que requiere que los alimentos se muevan directamente a la sección media de tu intestino delgado, sin pasar por el resto del estómago y su conexión con el área superior del intestino delgado. Luego deben unir la parte superior del intestino delgado a su sección media, permitiendo que el flujo de fluidos digestivos de la parte inferior del estómago fluya desde la parte superior del intestino delgado hacia la sección media del intestino. La incisión se cierra con grapas o puntos de sutura.

¿Cuáles son los requisitos para la cirugía?

Debido a que existen riesgos inherentes en lo que respecta a cualquier tipo de cirugía, es probable que tengas que pasar por un extenso proceso de revisión antes de ser autorizado para una Gastrectomía en Manga. En términos generales, puedes calificar para avanzar si tu:

- Encuentras que tus esfuerzos para perder peso a través de los medios tradicionales no han tenido éxito.
- Tu índice de masa corporal es de 40 o más.
- Tu índice de masa corporal está en un mínimo de 35, y presentas uno o más problemas de salud graves relacionados con el peso, como apnea del sueño severa, presión arterial alta o diabetes tipo 2.
- Algunas personas con problemas de salud extremadamente graves basados en el peso también pueden calificar para la cirugía, incluso si su índice de masa corporal está entre 30 y 34.
- Eres un adolescente que ha pasado por la pubertad, un adulto entre las edades de 18 y 60 años, o tienes más de 60 años de edad

y gozas de buena salud.

Además de las pautas descritas anteriormente, también debes esperar ser analizado por un equipo médico que incluya un cirujano, un dietista, un médico y un psicólogo que determinarán si eres un buen candidato para la cirugía. Esta evaluación sopesará los beneficios que verás en la cirugía, así como los desafíos mentales y físicos que puedes enfrentar en el camino. Un factor de descalificación inesperado para muchas personas son los pensamientos depresivos o suicidas, ya que existe un mayor riesgo de suicidio entre las personas que se han sometido al procedimiento, aunque las razones por las que esto es así aún no están claras.

Si bien tener un historial de pensamientos depresivos o suicidas no significa necesariamente que no puedas someterte a la cirugía, esto significará que tu equipo de atención médica deberá evaluar cuidadosamente tu plan para el futuro, así como tu historial médico, antes de autorizarte para la cirugía. Además, analizarán más detenidamente tu peso y tu historia nutricional, incluidos factores como la motivación para la cirugía, las limitaciones de tiempo, el nivel promedio de estrés, el ejercicio y los hábitos alimenticios, las tendencias comunes de peso y los intentos previos de dieta.

Debido a que problemas como las deficiencias nutricionales, los cálculos renales, los problemas cardíacos, las enfermedades hepáticas y los coágulos de sangre pueden aumentar los riesgos inherentes de la cirugía, tu equipo de atención médica también evaluará tu condición médica actual, si bebes o fumas, los tipos de medicamentos que tomas. También hay varias condiciones mentales que pueden dañar tu proceso de solicitud o incluso llevar a la descalificación, entre ellas: problemas derivados del abuso sexual, trastorno bipolar severo, esquizofrenia, depresión mayor, trastornos de ansiedad, abuso de sustancias y trastorno por atracón.

¿Cuáles son los beneficios de una Gastrectomía en Manga?

- Este tipo de cirugía es ideal para aquellos que tienen dificultades para controlarse a sí mismos alrededor de los alimentos, ya que toma la fuerza de voluntad de la ecuación por completo. A medida que dejas el píloro en su lugar, también te permite sentirse lleno normalmente, a pesar de consumir muchas menos calorías de las que se consumían en el pasado.

- A través de la reducción del tamaño de tu estómago, estarás restringido a comer cantidades más pequeñas de comida, lo que a su vez crea una sensación de llenura o saciedad mucho más pronto. Al consumir menos calorías, perderás peso. Hasta un 60 o 70 por ciento de tu exceso de peso se perderá en un período de 12 a 18 meses después de la operación.

- Tu deseo de comer será menor porque la cirugía remueve la parte del estómago más responsable de producir la grelina, la cual es la encargada de hacerte sentir hambre.

- La pérdida de peso mejorará o incluso puede curar algunas de las afecciones relacionadas que has estado sufriendo como resultado de ser obeso. Estas afecciones incluyen presión arterial alta (hipertensión), diabetes (Tipo 2) y enfermedades del sistema cardiopulmonar. La reducción de tu peso a menudo puede disminuir la cantidad de medicamentos necesarios para tratar cualquier afección relacionada con el peso.

- Otros resultados de salud positivos atribuidos a la cirugía de Manga Gástrica incluyen una vida más larga. Un gran estudio de la población comparó a los pacientes quirúrgicos bariátricos y no bariátricos y descubrió una reducción de más del 90 por ciento de la tasa de mortalidad por diabetes y más del 50 por ciento de la tasa mortalidad por enfermedades relacionadas con el corazón.

- Los pacientes también pueden disfrutar de alivio e incluso el cese de las siguientes enfermedades relacionadas con la obesidad: trastornos respiratorios asociados, incontinencia urinaria, enfermedad por reflujo, trastornos causados por la hipertensión arterial, apnea del sueño, colesterol anormal, enfermedad hepática, peligros de coágulos de sangre y muchos más. La depresión y la ansiedad son dos enfermedades mentales que se reducen notablemente después de la cirugía.

- Finalmente, una Gastrectomía en Manga puede causar una mejora sustancial en tu calidad de vida. La profesión médica mide la calidad de vida a través de la evaluación de las interacciones sociales, la autoestima personal, la capacidad para trabajar y el desarrollo de las relaciones personales. Los niveles más altos de energía conducen a una mayor participación en actividades que te llevan a una comunicación directa con los demás, por ejemplo, nadar, caminar y andar en bicicleta. Se desarrollan amistades, lo que conduce a una retroalimentación positiva para la actividad y crea un mayor deseo de continuar la actividad. Las interacciones sociales positivas aumentan la autoestima de una persona, lo que lleva a un aumento potencial en las relaciones personales.

- A diferencia de la cirugía de bypass más tradicional, el intestino no está sujeto a ningún reordenamiento, lo que significa que es muy poco probable que se produzca un vertido, que a menudo ocurre en pacientes con bypass cuando el contenido de sus estómagos se vierte demasiado rápido en sus intestinos delgados.

¿Cuáles son los riesgos asociados con el procedimiento?

- Vómito si accidentalmente comes más de lo que tu nuevo estómago puede contener.
- Se puede formar tejido cicatricial en el interior de tu estómago, lo que podría conducir a una obstrucción del intestino si no se trata.
- Aumento del riesgo de úlceras estomacales, acidez estomacal o inflamación del revestimiento del estómago.
- Fuga de jugos digestivos a lo largo de la línea de grapas del estómago, lo que puede provocar infecciones graves.

¿Cómo encontrar el éxito después de la cirugía?

Si bien someterse a la cirugía te dará una ventaja cuando se trata de encontrar el éxito en la pérdida de peso, el hecho es que es solo el primer paso en lo que necesita ser un cambio dramático en el estilo de vida. La verdad es que aproximadamente el 30 por ciento de los pacientes después de la cirugía bariátrica comienzan a ganar peso nuevamente después de la luna de miel inicial posterior a la cirugía. Este aumento de peso se debe a que la manga tiene la característica elástica del tejido estomacal de poder estirarse. Sin prestar atención a las buenas elecciones que se toman en tu dieta, el estómago puede volver a estirarse y regresar a su tamaño anterior a la cirugía. Si deseas encontrar el verdadero éxito después de la cirugía, aquí tienes algunos consejos.

- Una forma de prepararte para el éxito postoperatorio es comenzar a iniciar buenos patrones de estilo de vida antes de la cirugía. Estas ideas de cambio de patrones incluyen la ubicación de un grupo de apoyo quirúrgico para la pérdida de peso cerca de tu hogar y unirse antes de la cirugía. Esto te proporcionará una red de amigos que pueden ofrecerte consejos antes y después de la operación y compartir contigo algunas estrategias para sobrellevar la situación. Los desafíos y logros pueden ser compartidos con otras personas que tengan experiencia personal con el proceso de la cirugía. También hay algunos programas que invitan a los miembros de la familia a participar, creando un programa de apoyo interno para el paciente.

- Puedes inscribirte en una clase de asesoramiento nutricional o en sesiones privadas individuales. Obtén información objetiva y actualizada sobre los alimentos y la nutrición adecuada. No escuches afirmaciones no verificadas cuando se trate de tus necesidades dietéticas personales.

- Intenta detener cualquier patrón de atracones que puedas tener mucho antes de someterte a la cirugía. Visita a un terapeuta o consejero para analizar por qué podrían existir estos patrones y qué debes hacer para lograr un cambio. Los casos de atracones están relacionados con problemas que podemos estar llevando con nosotros desde nuestra infancia. Si deseas cambiar tus comportamientos, deberás abordar por qué existen en primer lugar. Esto también se puede decir para cualquier dependencia de alcohol o drogas que puedas tener. Los tres son síntomas de un problema y no el problema en sí.

- Sigue las recomendaciones de tu médico al pie de la letra tanto antes como después de la cirugía. Ellos son los profesionales, y existen razones bien documentadas por las que te piden que hagas ciertas cosas. No tengas miedo de hacer preguntas; la información te permitirá tomar las decisiones correctas con confianza.

- Finalmente, si después de la cirugía te sientes mal, habla con tu médico de inmediato. Para sentirse bien con los cambios por los que estás pasando, necesitas saber que lo que estás experimentando es normal y como debería ser. Este es un nuevo cuerpo completamente nuevo que estás creando y cuanta más información tengas disponible para ti, más seguro estarás de que cada paso que des en tu viaje es el correcto para ti.

- Hay un área más que es muy importante para abordar después de la cirugía: su bienestar emocional. La elección de someterse a una Gastrectomía en Manga es una decisión muy importante en tu vida. Los cambios físicos y energéticos resultantes afectarán las percepciones de los demás sobre ti, así como las tuyas propias. Debes saber que esta elección que hiciste es por tu salud y calidad de vida.

- La asesoría a menudo se recomienda a los pacientes antes y después de la cirugía para proteger su salud emocional. Al tener la oportunidad de recibir asesoramiento, tanto antes como después de la cirugía, les permite crear expectativas realistas sobre lo que pueden esperar tanto de ellos mismos como de sus seres queridos. Es muy importante que todos los involucrados naveguen por los cambios que ocurren como resultado de un procedimiento bariátrico.

- Crear una mentalidad fuerte y positiva. A medida que tu cuerpo comienza a cambiar, también deberás hacer un esfuerzo para desarrollar una mentalidad fuerte y positiva. Esto es muy importante, ya que tu mentalidad será lo que te mantendrá encaminado hacia el logro de tus objetivos y la prevención de una recaída.

Si bien el paciente puede experimentar un efecto positivo que cambia su vida después de la cirugía, los cambios se propagarán a través de familiares y amigos, afectando a todas las personas involucradas de manera diferente. Muchas personas obesas prefieren estar fuera del radar social, y después de años de evitar darse cuenta, ahora te convertirás en una figura destacada por el cambio dramático en el que incurres. Esto también puede ser difícil de ajustar, y será necesario contar con alguien que pueda ofrecer asesoramiento profesional.

En última instancia, tú has tomado esta decisión por ti. Al hacer esto, dices: "Oye, yo soy una persona de valor. Importo lo suficiente como para asegurarme de vivir una vida larga y saludable". Un procedimiento Bariátrico con Manga Gástrica puede cambiar la vida. Y como todos los cambios que mejoran nuestras vidas, debemos respetar los cambios que se están produciendo y darles tiempo y atención para que fructifiquen.

Capítulo 2: Las 4 Fases de la Dieta de Manga Gástrica

En la preparación para tu cirugía, tu médico te proporcionará una dieta específica a seguir. Esta dieta se adapta a tus necesidades específicas y a tus requerimientos nutricionales. Como tu médico sabe lo que es mejor, sigue lo que ellos prescriben.

Lo que puedo decirte sobre el objetivo principal de este régimen de comidas antes de la cirugía, es que se busca reducir el tamaño de tu hígado. Tu hígado probablemente ha acumulado un exceso de células grasas tanto alrededor como dentro de él. El hígado está ubicado justo al lado de tu estómago, y un hígado demasiado grande puede hacer que el procedimiento de Gastrectomía en Manga sea mucho más difícil de lograr.

En preparación, el médico generalmente te asignará un plan de dieta dos semanas antes de la fecha de la cirugía. Esta dieta es muy estricta, con la intención de reducir la ingesta total de calorías a través de una reducción de los carbohidratos (pasta, dulces, patatas). Seguirás una dieta que consiste en alimentos que consumirás después de la cirugía. Puedes pensar en este período de tiempo como una buena introducción a los alimentos que estarán desarrollando una relación íntima con el período postoperatorio. Estos amigos gastronómicos incluyen proteínas magras, verduras y no a las bebidas bajas en calorías. Incluso se te puede asignar una meta diaria de calorías para este período de tiempo.

Puedes verificar si alguna de las recetas del Capítulo 5 coincide con las comidas de tu plan de dieta y averiguar cuáles te gustan realmente y cuáles no.

En los dos días antes de tu operación, se te pedirá que consumas una dieta de líquidos claros solamente. Esto podría incluir una sola bebida proteica sin azúcar al día junto con caldo claro, té o café descafeinado, paletas de helado sin azúcar y la comida de hospital favorita de todos: la gelatina. No se permitirán bebidas con cafeína.

Este es un resumen básico de lo que puedes esperar de tu dieta antes del procedimiento de Gastrectomía en Manga. He enumerado el desglose de lo que puedes esperar y lograr en tu dieta durante días y semanas después de la cirugía. Los cambios de transición en los requerimientos físicos del cuerpo para lograr el mejor resultado postoperatorio se han trazado en cuatro fases distintas. Puedes pasar de una fase a la siguiente un poco antes o un poco más tarde de lo que aquí se define. Sé paciente y mantente alerta a lo que tu cuerpo necesita. Las fases están diseñadas para ayudarte en tu transición a una versión más saludable de ti que puedas disfrutar por el resto de tu vida.

Es vital que, si tienes alguna duda o pregunta, no dudes en ponerte en contacto con tu médico para obtener ayuda.

Fase 1: Día 1 - 7

Inmediatamente después de la operación, la mayoría de los pacientes sienten muy poco o nada de hambre durante los primeros días. Es MUY IMPORTANTE mantenerse bien hidratado. Esto puede acelerar el proceso de curación y aliviar cualquier sensación de náusea o vómito.

Solamente se permiten líquidos claros. Se deben consumir al menos ocho vasos de agua al día. Los siguientes también son aceptables; caldo, gelatina sin azúcar, café o té descafeinado y paletas de helado sin azúcar.

Es importante tener en cuenta que no se permite absolutamente el consumo de bebidas que contengan cafeína, junto con bebidas con azúcar como zumos de frutas, gaseosas o bebidas carbonatadas.

Fase 2: Día 7 - 14

Podrías comenzar a notar un aumento en tu apetito durante este período de tiempo. Esto es natural y es de esperar. Sin embargo, no tomes esto como una razón para consumir alimentos sólidos. Tu tracto digestivo no es capaz de manejar este tipo de responsabilidad todavía. El consumo de alimentos sólidos puede provocar complicaciones como vómitos o algo peor. Mantener la regla de no ingerir azúcar y grasa mientras se beben líquidos te ayudará a estar preparado para la siguiente etapa de la dieta. Continúa evitando la cafeína y las bebidas carbonatadas.

Ahora necesitas una dieta líquida más completa, que sea rica en proteínas. Tu objetivo aquí es consumir una amplia variedad de nutrientes saludables mientras evitas los alimentos que contienen poca o ninguna densidad nutricional. Continúa bebiendo agua, mucha, así como leche, caldo y jugo sin azúcar.

Debes comenzar a incluir algo de proteína en polvo en tu dieta. El polvo debe estar libre de azúcar y solo mezclarlo con líquido completo o claro. Deberías tratar de consumir 20g de proteínas al día y limitarte a 250ml de líquido en cada comida.

Los alimentos que ahora puedes incorporar a tu dieta incluyen sopas finas, pudín sin azúcar, jugo diluido, desayunos instantáneos sin azúcar, fideos suaves, helados o yogur (o sorbete) sin grasa y sin azúcar, y puré de manzana sin azúcar que se pueda diluir con agua antes de comer.

Los alimentos que aún deben evitarse incluyen todos los alimentos con azúcar, alimentos con alto contenido de grasa y alimentos en trozos.

Fase 3: Día 14 – 28

Es en esta fase cuando es seguro empezar a incorporar alimentos de puré más gruesos. Tómate tu tiempo para asegurarte de que estén bien cocidos y blandos antes de consumirlos. Cualquier cosa baja en grasa y sin azúcar que se pueda hacer puré se puede comer en este punto. También será muy importante que empieces a aumentar la ingesta de proteínas. Si el sabor de la carne hecha puré te hace sentir incómodo, sigue con los batidos sin azúcar y comienza a comer huevos.

Ahora deberías estar apuntando hasta 60-80 gramos de proteína al día. Los alimentos ricos en proteínas apropiados para esta fase incluyen huevos revueltos, yogur (griego), puré de pollo y pescado. Es mejor asegurarse de ingerir suficiente proteína, así que trata de consumirla primero en cada comida. Otros alimentos que ahora son seguros para consumir incluyen: alimentos para bebés bajos en azúcar o sin azúcar, avena diluida, batidos bajos en azúcar o sin azúcar, puré de papas y batatas. Es importante tener en cuenta que cada comida no debe exceder más de media taza. Como resultado, se requerirán muchas comidas pequeñas.

Después de unos días a una semana en la fase 3, ahora puedes comenzar a hacer la transición de los alimentos en forma de puré a los alimentos blandos. Debes continuar consumiendo aproximadamente 60g - 80g de proteína al día. Los alimentos densos en nutrientes que ahora puedes comenzar a agregar a tu dieta, además de los alimentos de las fases anteriores, incluyen: huevos cocidos, pescado blando, queso bajo en grasa y carne de charcutería, verduras muy blandas (sin piel), sopas más espesas (pueden tener algunos trozos). Es posible que desees seguir tomando un batido proteico bajo en azúcar para asegurarte de que estás cumpliendo con tu ingesta diaria de proteínas requerida.

Los alimentos sólidos y gruesos deben seguirse evitándose junto con las especias. Esto último puede llevar a que se presente acidez estomacal. La comida blanda con poco o ningún condimento es la mejor. Los alimentos de los que aún debes mantenerte alejado incluyen: cualquier cosa con alto contenido de azúcar, algo alto en grasa, pan, vegetales duros, pasta blanca, arroz blanco.

Se te puede permitir incorporar 1-2 tazas de café si tu médico lo aprueba.

Fase 4 – Transición a Alimentos Sólidos: Día 28 y en adelante

Ahora estás aproximadamente a un mes después del procedimiento y estás listo para la introducción de alimentos sólidos nuevamente en tu dieta, siempre y cuando tu médico lo confirme. Aquí es donde comienzan tus hábitos alimenticios saludables. Continuarás requiriendo 60 - 80g de proteína cada día y lo más probable es que necesites consumir un batido de proteína bajo en azúcar para ayudarte a alcanzar este objetivo. Continúa con tu camino de buena hidratación, pero recuerda dejar de beber 30 minutos antes de las comidas y no beber nada hasta 30 minutos después. También quieres seguir al régimen diario de 3 comidas, dos bocadillos.

Las bebidas con cafeína deben estar bien en este momento, pero debes continuar alejándote de las bebidas carbonatadas, como las gaseosas. Recuerda, tú no tienes muchas calorías con las que trabajar. Quieres asegurarte de que estás gastando una cantidad muy limitada de calorías en alimentos que son muy ricos en nutrientes y que te hacen sentir satisfecho. Si gastas una cantidad muy limitada de calorías en alimentos y bebidas que no son nutritivas, se producirán deficiencias nutricionales. Ahora que el tamaño de tu estómago es mucho más pequeño, debes ser mucho más sabio en cuanto a los alimentos que consumes.

Los alimentos que ahora puedes traer a la dieta incluyen: requesón bajo en grasa, pequeñas cantidades de fruta, pescado, carnes magras y vegetales.

Continúa evitando los alimentos ricos en grasas y azúcares. Esto incluye cualquier cosa empacada o frita. Estos alimentos son altos en calorías y no te ofrecen ningún valor nutricional. También quieres seguir evitando los granos blancos y el pan.

Ejercicio

Esto depende de la persona, y de cuándo tu médico piense que es seguro para ti comenzar a hacer ejercicio. El ejercicio regular será una gran adición a tu nuevo estilo de vida saludable y acelerará tu progreso en la pérdida de peso. Tu médico puede comenzar con ejercicios ligeros y menos extenuantes como caminar y hacer yoga, antes de progresar hacia actividades más intensas como levantar pesas.

Mentalidad

La mentalidad no es algo para subestimar. La mentalidad es tan importante como la dieta y el ejercicio. A lo largo de tu viaje hacia una nueva versión más saludable de ti, haz un esfuerzo para mejorar tu estado de ánimo y la percepción de las cosas. Tu mentalidad jugará un papel importante en el éxito de tu pérdida de peso, ¡y es algo que puedes comenzar a mejorar hoy mismo! La mentalidad será una de las pocas cosas que te llevarán a través de los momentos difíciles de la dieta y el ejercicio.

Cuando puedas experimentar dificultades en una dieta, tu mentalidad será la mano amiga cuando te enfrentes a momentos de tentación. Tu mentalidad te ayudará a luchar contra la tentación y a seguir por el buen camino hacia el objetivo final deseado. Cada vez que hagas esto y te resistas a la tentación, tu fuerza de voluntad también se volverá más fuerte. Cuando te enfrentas a dificultades durante tus entrenamientos, y las cosas se ponen difíciles, y sientes que quieres darte por vencido, tu mentalidad será la única cosa que te ayudará a superar esos momentos de dolor y avanzar hacia la meta final deseada.

No subestimes el poder de una mente fuerte. Haz esfuerzos conscientes para mejorar tu mentalidad y perspectiva. Empieza a escuchar cosas positivas y alentadoras. Rodéate de personas positivas y edificantes que tengan una mentalidad fuerte. En última instancia, esto te ayudará mucho en tu transformación.

Capítulo 3: Preocupaciones Nutricionales

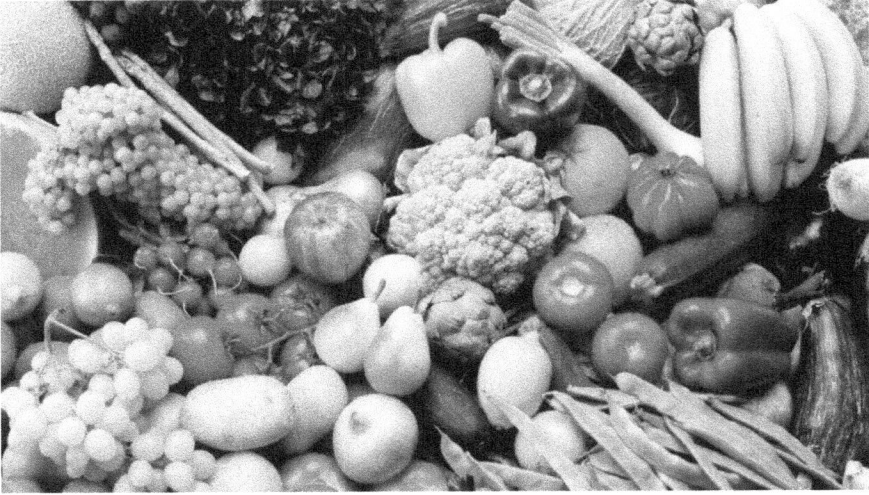

Pautas para comer después de la cirugía

Una gran parte de mantener los cambios saludables en el estilo de vida que verás después de la cirugía a largo plazo es asegurarte de que, cuando comas, comas las cosas correctas. Este capítulo tratará los tipos de alimentos que debes priorizar, así como un plan de comidas basado en las recetas que se encuentran en el Capítulo 5. Este material no reemplaza lo que un profesional de la salud capacitado puede ofrecer, sino que proporciona una visión general de lo que generalmente se prescribe. y quizás te dé una idea un poco más clara de lo que los profesionales están hablando.

Antes de entrar en las definiciones y listados de alimentos ricos en nutrientes, repasemos las pautas para comer después de la cirugía.

- Consume tres comidas ligeras al día, así como 1-2 bocadillos si sientes la necesidad. Esto debe incluir el desayuno. Esto equivale a comer un máximo de 5 veces durante el día.

- Tómate tu tiempo para comer lentamente. Tienes un nuevo estómago más pequeño, así que debes tener cuidado.

- Debes limitar tu consumo de alimentos a 250 ml o 1 taza (aproximadamente) de alimentos por cada comida.

- Elige principalmente alimentos sólidos con alto valor nutricional durante estas comidas.

- Los alimentos que son difíciles de masticar, por ejemplo, los alimentos duros, fibrosos, pastosos o muy pegajosos, deben evitarse, ya que pueden causar incomodidad e incluso vómitos. Esto se debe a la obstrucción en la estoma de la bolsa (abertura del estómago).

- Los líquidos solo deben consumirse más de treinta minutos antes y treinta minutos después de comer alimentos sólidos.

- Todos los líquidos y alimentos líquidos (es decir, sopas) se pueden disfrutar entre el consumo de alimentos sólidos.

- No se deben consumir gaseosas o cualquier bebida carbonatada. Esto es un desperdicio de calorías que no proporciona ningún valor nutricional a tu cuerpo.

- No consumas alimentos o bebidas con un alto contenido de azúcar para ayudar a prevenir el Síndrome de Dumping. Este síndrome es un grupo de síntomas que pueden ocurrir en algunos pacientes después de la cirugía cuando comen. Malestar en el área abdominal, debilidad y, ocasionalmente, vaciamiento muy rápido de los intestinos.

- Recuerda tomar cualquier tipo de vitaminas y suplementos prescritos. En general, esto incluirá un suplemento multivitamínico, un suplemento mineral, y quizás un poco de calcio y vitamina D extra si es necesario.

- Consume aproximadamente 60-80g de proteína al día. Si estás luchando para alcanzar esta cantidad de proteína por día, debes tomar un batido de proteína bajo en azúcar todos los días para alcanzar la cantidad de proteína requerida.

Recuerda que has trabajado muy duro para llegar a este lugar en tu vida. Es mejor considerar las recomendaciones anteriores como un patrón para toda la vida y no como una medida temporal. Los patrones de comportamiento se crean a través de la repetición, y al principio, tendrás que concentrarse en el patrón creado para evitar cualquier comportamiento negativo que se arrastre.

Las siguientes listas son comportamientos que pueden causar un aumento gradual de peso y comportamientos que debes evitar. Pueden comenzar con indulgencias de una o dos veces que pueden aumentar en frecuencia a lo largo de los próximos meses. Mantente alerta sobre tus metas para una vida saludable.

El aumento de peso ocurre cuando:

- Comienzas a elegir alimentos que son densos en calorías y no en nutrientes.
- Aumentas la frecuencia con la que comes en un día. Comer más de cinco veces al día es demasiado.
- Comienzas a 'picar' entre comidas.
- Comienzas a consumir alimentos altos en grasa.
- Empiezas a consumir alimentos con alto contenido de azúcar.
- Empiezas a consumir bebidas con más calorías de las que deberías tener en tu meta general de calorías para el día.
- Beber gaseosas u otras bebidas carbonatadas con alto contenido de azúcar.
- Comienzas a ignorar la regla de los treinta minutos acerca de beber antes y después de las comidas
- Estás consumiendo constantemente demasiado en una sentada y

estirando tu estómago.

Evita estos patrones de comportamiento a toda costa. Si puedes sentir que estás cayendo en malos hábitos, necesitas mejorar tu mentalidad y volver a alinearte con la meta final deseada y por qué quieres alcanzar esta meta. La noción de "solo esta vez" debe ser diferida indefinidamente cuando se trata de comer y beber.

Ahora veamos qué comer.

Los alimentos densos en nutrientes pueden definirse como aquellos que son relativamente bajos en calorías y altos en nutrientes. Cuando consideramos qué es un nutriente, se trata de alimentos que contienen grandes cantidades de vitaminas y minerales. Son ricos en carbohidratos complejos, contienen proteínas magras y solo el tipo saludable de grasas.

Hay muchos alimentos que se ajustan a esta descripción. Algunos alimentos pueden aumentar tu consumo de nutrientes sin aumentar tu ingesta calórica general. Estos alimentos, como las frutas y verduras, son el opuesto directo de lo que se conoce como alimentos "densos en calorías".

La densidad de los nutrientes se puede utilizar para distinguir diferentes tipos de alimentos entre sí, por ejemplo, harina de avena o copos de avena. También pueden identificarse como los nutrientes que surgen de la calidad del suelo en el que se cultiva, los niveles de minerales y nutrientes en el propio suelo. Se trata de una relación compleja que involucra muchas dimensiones para la creación del alimento en sí y que rara vez se observa en ningún tipo de envase para alimentos. La regla general es que los alimentos cultivados en un cultivo orgánico o sostenible son más densos en nutrientes que otros productos.

La siguiente tabla muestra algunos de los desgloses de nutrientes de los alimentos apropiados para que los consumas.

Ejemplo	Porción Promedio	Contenido de Calorías	Contenido de Nutrientes
Coles de Bruselas	250g	28	Vitaminas A, C, K; fibra; calcio; y folato
Melón cantalupo	500g, cortar en trozos pequeños	54	Calcio; magnesio; potasio. Incluye Vitaminas A, C y K; una variedad de antioxidantes
Col	500g	8	Nutrientes que inhiben la enfermedad. Vitaminas A, C, K; fibra; y ácidos grasos omega-3 de origen vegetal
Quinoa	250g, cocinada	111	Una proteína rica en fibra, hierro, zinc. Vitamina B, magnesio, potasio y calcio
Salmón	3 onzas	144	Gran fuente de proteínas, magnesio, potasio, selenio. Vitamina B12, D y ácidos grasos omega-3
Batata	1 med	115	Potasio. Vitamina A, B6, C. Buena fuente de betacaroteno, que es un antioxidante que inhibe los radicales libres.
Nueces	125g, picadas a la mitad	191	Alto contenido de ácidos grasos omega-3, proteínas, hierro, potasio, zinc y grasas insaturadas. Estos ayudan a la absorción de las vitaminas A, D, E, K.

A continuación, encontrarás una descripción general de los grupos de alimentos y las opciones recomendadas dentro de cada grupo. Cada selección es reconocida como rica en nutrientes y adecuada para tu plan de dieta saludable. Recuerda seguir la medida de comida que se indica arriba, con los suplementos vitamínicos recomendados por tu médico, y estarás en el camino correcto hacia una vida enriquecida de calidad.

Granos

Los granos son una fuente encantadora de fibra y lo que se conoce como carbohidratos complejos. Estos alimentos te ayudan a sentirte lleno por períodos más prolongados, te brindan más energía sostenida y también te ayudan a no comer en exceso. Asegúrate de revisar el empaque en busca de las palabras esenciales "granos integrales" y para verificar que contenga al menos 3 gramos de fibra por cada porción.

Algunos ejemplos recomendados de granos son la avena cortada al acero, la avena en hojuelas, cualquier producto hecho 100% de trigo integral, trigo, galletas multigrano, solo arroz integral y salvaje, y otros granos como cebada, quinoa, maíz (entero) y trigo sarraceno.

Carne

Hay una gran cantidad de cortes magros de carne en el mercado actual. Tómate tu tiempo para buscar las palabras clave "lomo, pierna o redondo" en el corte. Asegúrate de cortar toda la grasa antes de cocinar. La forma más saludable de preparar tu elección es asar, hornear o tostar. Trata de limitar tu consumo de cordero, ternera, cerdo y carne de res, ya que estas carnes, a pesar de que pueden ser magras, contienen una fuente de grasa más alta que otras opciones de proteínas.

Las opciones recomendadas son pavo molido, pechuga de pollo, cortes magros de bistec, carne de res, cerdo, cordero y ternera.

Pescado y Mariscos

Elige solo pescado fresco que tenga un olor limpio y la carne tenga una consistencia firme. Si no tienes acceso a pescado fresco, puedes seleccionar congelado o enlatado con bajo contenido de sal solamente. Los peces que se capturan en la naturaleza son la mejor fuente de omega 3. Escalfar, hornear al vapor o asar a la parrilla son las opciones alimenticias más saludables.

Las selecciones recomendadas de pescados y mariscos incluyen salmón, pescado blanco, atún, vieiras, camarones, mejillones y langosta (sin añadir grasa adicional).

Las fuentes de proteína que no son de carne también pueden ser ricas en nutrientes, como todos los frijoles, la mantequilla de maní, la mantequilla de nueces, las semillas (tostadas, sin sal o crudas), las lentejas, los garbanzos, las alternativas lácteas como la soja, la almendra o el arroz.

Productos lácteos

Asegúrate siempre de elegir opciones de leche descremada o baja en grasa. Reemplaza tu crema para café con leche descremada evaporada y busca los quesos sin grasa. Por lo general, se trata de los quesos más viejos y más duros. Algunos productos lácteos son ricota hecho a base de leche descremada, queso cottage (solo bajo en grasa), yogur natural, sin grasa.

Frutas y Vegetales

Naturalmente bajos en grasa, estos añadirán nutrientes muy necesarios y variedad a tu dieta. Busca variedades de colores. Cuanto más rico sea el color, mayor será el valor nutritivo. Los productos orgánicos no contienen pesticidas y tienden a tener un mayor valor nutritivo que las opciones no orgánicas.

Ejemplos: col rizada, espinacas, acelgas, brócoli, coliflor, espárragos, aguacates, ñames, nabos, chirivías, calabazas, batatas, calabazas, guisantes, judías verdes, pimientos, repollo, bok choy, lechuga romana, coles de Bruselas, tomates, manzanas, mangos, bayas, cerezas, plátanos, piña, papaya, ciruelas, uvas, cítricos, melocotones, melones, peras.

Una buena regla general es que la fuente principal de tus alimentos ricos en nutrientes se encuentra en el perímetro o círculo exterior de tu tienda de comestibles. Normalmente, cuanto más lejos vayas en cualquier gran cadena de tiendas de alimentos, más procesados estarán los alimentos. Prueba las tiendas de comestibles orgánicos o incluso los Mercados de Agricultores para obtener la mejor fuente de productos cultivados localmente. Tienden a ser un poco más baratos y de mayor calidad nutricional que los productos que traen los grandes supermercados. Además, puedes conocer a tus proveedores de alimentos, creando una conexión con tus alimentos que tal vez no hayas disfrutado antes.

Capítulo 4: Plan de alimentación de dos semanas

Despertarse por la mañana con un plan de acción predeterminado puede ser alentador y desalentador. Saber lo que has escrito meticulosamente la noche (o semana) anterior puede no ser lo que sientes en este momento. El plan de comidas de cinco días que figura a continuación es una sugerencia de cómo crear un plan que contenga variedad y equilibrio.

Esto no sugiere que tengas que seguir un plan predeterminado de qué comer todos los días por el resto de tu vida. La formación de un estilo de vida saludable se basa en gran medida en la creación de hábitos saludables. Estos hábitos deben practicarse durante un período de tiempo considerable, de uno a tres años antes de que se conviertan en una parte inconsciente de quién eres. Lo que estoy sugiriendo aquí es que tienes que volver a entrenarte para tomar decisiones saludables sobre tu estilo de vida. Esto requerirá una conciencia constante de tu parte. Una forma de ayudar a esta toma de conciencia es en esos días en los que solo se quiere un "pequeño descanso" en el entrenamiento, es un plan de acción. Algo que puedas mirar, suspirar y reconocer que esta es la elección que quieres tomar y seguir adelante.

Los planes de comidas no solo refuerzan nuestro régimen de reentrenamiento, sino que también nos brindan la oportunidad de buscar nuevas opciones de recetas, probar alimentos que nunca antes hayamos probado, y nos permiten practicar un poco nuestra creatividad con composiciones de sabores para nuestras elecciones culinarias. También te da la oportunidad de ver qué ingredientes necesitarás para la próxima semana, permitiéndote abastecer tu cocina con los alimentos que deseas comer en lugar de tomar lo que tengas a mano en el supermercado. Este es un enfoque mucho mejor. No prepararse es prepararse para el fracaso.

Ten en cuenta que para que este plan de dieta funcione, tienes que disfrutar lo que comes. Puedo garantizar que si tú comes alimentos que sientes que tienes que comer (por ejemplo, un batido de acelgas con berenjena), no experimentarás un éxito duradero. Es mucho mejor experimentar con las opciones de alimentos que tienes a tu disposición, jugando con las recetas como especias e ingredientes. Por ejemplo, sustituye el brócoli en lugar de las coles de Bruselas, creando así alimentos que te entusiasmarán a comer. Estarás seguro de mantenerte en el camino correcto con tus metas si te permites esta libertad.

Además de esto, con tus nuevas opciones de dieta, es posible que descubras que tendrás que comprar en cantidades más pequeñas. Las frutas y verduras frescas tienden a durar alrededor de una semana en el refrigerador antes de que se vuelvan de colores extraños, insípidas y, en general, no son comestibles. Comprar solo lo suficiente para la semana (además de las opciones de bocadillos adicionales) significará que estás comiendo los alimentos más frescos posibles. A menos que, por supuesto, tengas un puesto en el mercado agrícola, puedes visitarlo todos los días. Esto no solo significa que estás consumiendo los productos más frescos, sino que también requiere que te muevas más para salir a buscarlos. Doble bonificación en el plan de vida general.

Lo que sigue es un ejemplo de un plan de comidas de dos semanas una vez que todas tus restricciones hayan sido eliminadas, y tu objetivo principal es mantener tu éxito.

Día 1

Desayuno:	Paquete de Lechuga
Bocadillo: necesario)	El Naranja es el nuevo Batido Verde (si es
Almuerzo:	Ensalada César con un Toque Sureño
Cena:	Ensalada Taj Mahal

Postre: Taza de frutas cítricas: trozos de mango, piña y naranja con una porción de yogur sin grasa (si es necesario)

Día 2

Desayuno:	Especial del Domingo por la Mañana
Bocadillo:	Bebida Jade de Hulk (si es necesario)
Almuerzo:	Sopa Frank Sinatra
Cena:	Filete Arco iris Amandine
Postre:	Galleta de Mantequilla de Maní (si es necesario)

Día 3

Desayuno:	Delicioso Batido Lip-Smacking
Bocadillo:	Muffin de Huevo Griego (si es necesario)
Almuerzo:	Ensalada Taj Mahal
Cena:	Estofado de Cerdo Amazónico
Postre:	Mousse de Chocolate con Almendras (si es necesario)

Día 4

Desayuno:	Huevos Revueltos
Bocadillo:	Ensalada Fácil y Ligera (si es necesario)
Almuerzo:	Sopa de Jamón y Frijoles
Cena:	Salteado de Carne de Res con Jenjibre
Postre:	Paleta de Helado de Manzana y Ruibarbo (si es necesario)

Día 5

Desayuno:	Muffin De Huevo Griego

Bocadillo:	Batido de Selva Tropical (si es necesario)
Almuerzo:	Estofado de Carne de Res Amazónico
Cena:	Sopa de Naranja Fidelidad
Postre:	Manzana Crujiente de Bella (si es necesario)

Día 6

Desayuno:	Batido de Selva Tropical
Bocadillo:	Maravillas de Energía Roja
Almuerzo:	Frijoles Re-fritos con un Toque Especial
Cena:	Sopa de Jamón y Frijoles
Postre:	Galletas de Mantequilla de Maní (si es necesario)

Día 7

Desayuno:	Revuelta de Sol Simple
Bocadillo:	Delicioso Batido Lip-Smacking (si es necesario)
Almuerzo:	Salteado de Carne de Res con Jengibre y Vegetales
Cena:	Sopa Frank Sinatra
Postre:	Mousse de Chocolate con Almendras y Jengibre (si es necesario)

Día 8

Desayuno:	Paquete de Lechuga
Bocadillo:	El Naranja es el Nuevo Batido Verde (si es necesario)
Almuerzo:	Ensalada César con un Toque Sureño
Cena:	Ensalada Taj Mahal
Postre:	Taza de frutas cítricas: trozos de mango, piña y naranja con una cucharada de yogur sin grasa (si es necesario)

Día 9

Desayuno:	Especial del Domingo por la Mañana

Bocadillo:	Bebida Jade de Hulk (si es necesario)
Almuerzo:	Sopa Frank Sinatra
Cena:	Filete Arco iris Amandine
Postre:	Galleta de Mantequilla de Maní (si es necesario)

Día 10

Desayuno:	Delicioso Batido Lip-Smacking
Bocadillo:	Muffin de Huevo Griego (si es necesario)
Almuerzo:	Ensalada Taj Mahal
Cena:	Estofado de Cerdo Amazónico
Postre:	Mousse de Chocolate con Almendras (si es necesario)

Día 11

Desayuno:	Huevos Revueltos
Bocadillo:	Ensalada Fácil y Ligera (si es necesario)
Almuerzo:	Sopa de Jamón y Frijoles
Cena:	Salteado de Carne de Res con Jenjibre
Postre:	Paleta de Helado de Manzana y Ruibarbo (si es necesario)

Día 12

Desayuno:	Muffin de Huevo Griego
Bocadillo:	Batido de Selva Tropical (si es necesario)
Almuerzo:	Estofado de Carne de Res Amazónico
Cena:	Sopa de Naranja Fidelidad
Postre:	Manzana Crujiente de Bella (si es necesario)

Día 13

Desayuno:	Batido de Selva Tropical

Bocadillo:	Maravillas de Energía Roja
Almuerzo:	Frijoles Re-fritos con un Toque Especial
Cena:	Sopa de Jamón y Frijoles
Postre:	Galletas de Mantequilla de Maní (si es necesario)

Día 14

Desayuno:	Revuelta de Sol Simple
Bocadillo:	Delicioso Batido Lip-Smacking (si es necesario)
Almuerzo:	Salteado de Carne de Res con Jengibre y
Vegetales	
Cena:	Sopa Frank Sinatra
Postre:	Mousse de Chocolate con Almendras y Jengibre
(si es necesario)	

Capítulo 5: Recetas que Nutren y Deleitan

Caldo

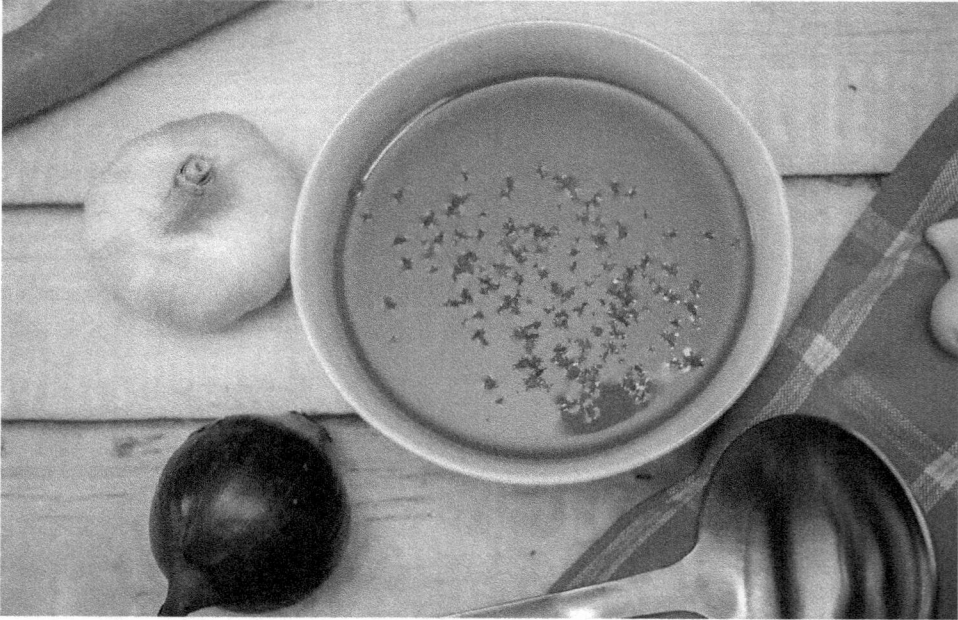

Caldo de Verduras Vibrante

Ingredientes:

- 2 puerros, picados en trozos
- 3 ramas de apio, picadas en trozos
- 1 cebolla, grande y picada en trozos
- 2 dientes de ajo, sin pelar, sin picar
- 1 pimiento, amarillo, sin semillas, y picado.
- 1 chirivía, picada
- 4 champiñones grandes (enteros)
- 1 tomate mediano, picado en trozos

- 3 hojas de laurel, secas
- Un puñado de perejil, fresco.
- 3 ramitas de tomillo, frescas
- 1 ramita de romero, fresca.
- 1 cucharadita de sal
- 8 granos enteros de pimienta negra
- 3 litros de agua fría.

Procedimiento:

1. Coloca todos los ingredientes lavados y picados en una olla sopera grande con agua.
2. Ponla a hervir, baja el fuego y deja que la sopa hierva a fuego lento durante treinta minutos, revolviendo ocasionalmente.
3. Deja que la sopa se enfríe, luego cuela y desecha todas las verduras. Puedes congelar este caldo en lotes, utilizándolo según sea necesario.

Caldo de Pollo Calmante

Ingredientes:

- 1 pollo entero de aproximadamente 1.3 kg
- 6 tallos de apio, picados en trozos
- 6 zanahorias, grandes, picadas en trozos
- 1 puerro, cortado y picado.
- 1 cebolla, marrón y picada.
- 4 tallos de perejil frescos
- 2 hojas de laurel, secas
- 10 - 15 granos enteros de pimienta negra
- 1/2 cucharadita de sal
- 3 litros de agua fría.

Procedimiento:

1. Coloca el pollo entero en una olla sopera grande. Vierte suavemente el agua por encima. Cubre la olla y luego hierve el agua. Retira cualquier residuo que pueda estar flotando en la superficie (una cuchara sopera funciona bien para esto) durante el proceso de cocción.
2. Destapa la olla y agrega todos los demás ingredientes preparados. Baja la intensidad a fuego medio y deja cocinar, sin tapar, durante aproximadamente una hora y media. Mantente atento a los residuos y retíralos cuando sea necesario.
3. Usando un par de pinzas, retira el pollo del caldo de sopa. Puedes optar por descartar el pollo o hacer un puré para incluirlo con otras comidas. Deja que el pollo se enfríe antes de retirar la carne de los huesos y hacer un puré con un poco de caldo para darle sabor y jugosidad.
4. Prueba el caldo y ajusta el condimento. Recuerda mantenerlo

bastante suave / blando si estás realizando esta receta durante la primera o segunda semana después de la cirugía. Deja que el caldo se enfríe durante la noche en la nevera. Por las mañanas puedes remover cualquier grasa acumulada en la parte superior de la sopa fría.

Caldo de Res a la Parrilla

Ingredientes:

- 2 kilogramos de huesos de sopa (patas de res)
- 3 zanahorias, medianas, picadas en trozos
- 3 tallos de apio, picados en trozos
- 2 cebollas, medianas, picadas en trozos
- 150 ml de agua tibia (aprox. 47C grados)
- 3 hojas de laurel, secas
- 3 dientes de ajo
- 10 granos de pimienta negra, enteros
- 4 ramitas de perejil, frescas
- 1 cucharadita de tomillo, seco
- 1 cucharadita de mejorana, seca
- 1 cucharadita de orégano, seco
- Agua fría

Procedimiento:

1. Precalienta el horno a 235 grados. Coloca las ollas soperas en una bandeja grande y hornea por treinta minutos, sin tapar. Agrega las verduras y continúa horneando por otros treinta minutos. Escurre cualquier grasa.

2. Con una cuchara ranurada, mueve tus ingredientes a una olla holandesa grande. Coloca el agua caliente en la bandeja de asar y revuélvela para sacar los trozos dorados. Vierte esto sobre los ingredientes en la olla holandesa. Agrega el resto de los ingredientes y mucha agua fría, solo cubriendo el contenido. Ponla a hervir, baja el fuego y deja que la sopa hierva a fuego lento durante unas cinco horas sin tapar. Quita la espuma y agrega agua adicional si es necesario durante las primeras dos

horas para mantener los ingredientes cubiertos.

3. Apaga el fuego y retira los huesos de la olla. Puedes guardar la carne para otro uso, desechando los huesos. Deja que el caldo se enfríe un poco antes de colarlo con un paño de queso colocado sobre un colador. Desecha las verduras y hierbas. Quita la grasa si estás usando el caldo de inmediato. También puedes refrigerar el caldo durante la noche y quitar la grasa de la parte superior por la mañana.

4. El caldo se puede guardar en la nevera durante tres días o también congelar.

Caldo de Hueso

Ingredientes:

- 1 o 2 litros de agua
- 1/2 o 1 libra de huesos
- 4 dientes de ajo
- 1 zanahoria en rodajas
- 1/4 de cebolla (en rodajas)
- 1 tallo de apio (en rodajas)
- 1 cucharadita de granos de pimienta negra (enteros)
- 1 pizca de pimiento rojo (triturado)
- Sal marina al gusto.

Procedimiento:

1. Coloca todos los ingredientes en una olla grande de cocción lenta. Ponla a fuego lento y cocina el caldo durante un mínimo de 48 horas.
2. Agrega agua si es necesario para compensar la evaporación.
3. Usa un tamiz o un paño fino para colar el caldo y separar los sólidos.
4. Mantenlo en la nevera durante 4 días. De lo contrario, puedes congelarlo durante 3 meses.
5. Puedes calentarlo o beberlo frío. O bien, agregarlo a cualquier receta de tu elección.

Salsa de Pavo

Ingredientes:

- 2 cucharadas de salvia fresca (finamente picada)
- 4 tazas o 32 onzas de pavo (sin sal)
- 2 cucharadas de tomillo fresco (finamente picado)
- 1 taza u 8 onzas de leche descremada
- 1/4 de taza de maicena

Procedimiento:

1. Después de asar el pavo, coloca el sartén a fuego medio. Coloca dos tazas de caldo de pavo en la sartén. Cocina y revuelve durante 5 minutos hasta que se disuelvan los trocitos dorados y las gotas. Coloca un colador en un recipiente separador de grasa. A continuación, vierte los goteos de la sartén en él. Agrega suficiente caldo para que puedas obtener 4 tazas.
2. En caso de que no tengas un recipiente separador de grasa, coloca algunos cubitos de hielo en el líquido. Luego refrigera durante diez minutos. Retira la grasa endurecida y coloca el caldo en una cacerola. El líquido debe ser igual a 4 tazas. Coloca la sartén a fuego medio. Hierve el caldo a fuego lento. Añade el tomillo y la salvia. Sigue hirviendo a fuego lento hasta que la cantidad de caldo se reduzca a 3 tazas.
3. Vierte la leche en un tazón pequeño. Coloca la maicena en el mismo y mezcla uniformemente. Luego vierte esta mezcla en el caldo. Revuelve lentamente. Cocina hasta que empiece a hervir. Sigue revolviendo hasta que el caldo se espese. Esto puede tomar 3 o 5 minutos.
4. Transfiérelo a una salsera para servirlo.

Batidos

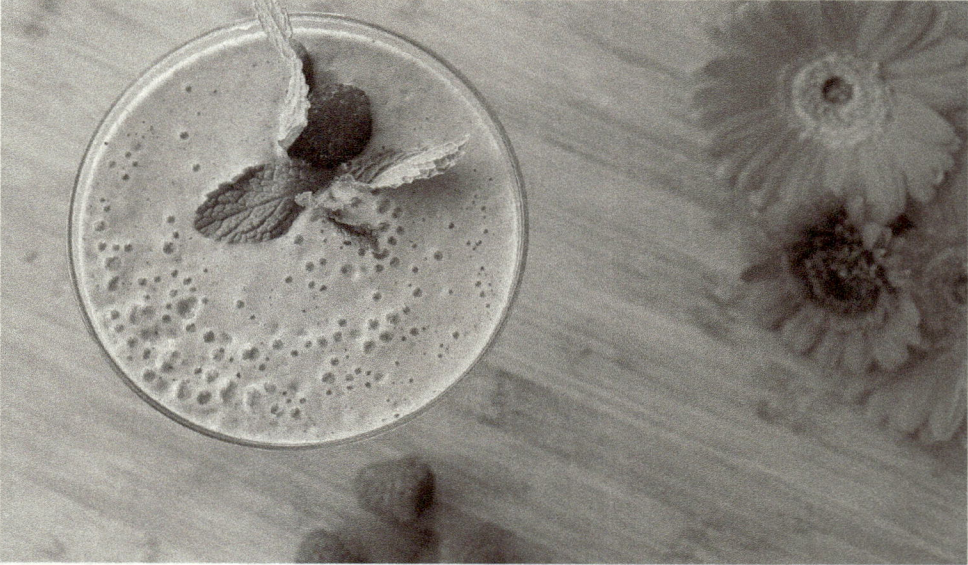

Puedes preparar batidos individuales por adelantado. Simplemente haz la receta y congélala en el tamaño de porción que necesites. Saca una porción del congelador veinte minutos antes de servir, dejándolo reposar a temperatura ambiente. Ten cuidado de revolver o agitar varias veces durante el proceso de descongelación.

Batido de Selva Tropical

Ingredientes:

- 115 ml de yogur griego, natural, sin grasa
- 225 g de hojas frescas de espinaca.
- 250 ml de rodajas de plátano, congeladas (un medio)
- 125 ml de trozos de piña congelada

- 3 cucharaditas de semillas de chía
- 125 ml de leche de almendras (o arroz), sin azúcar

Procedimiento:

1. Coloca todos los ingredientes en la licuadora, humedécelos primero y licúalos bien. Agrega agua o más leche de almendras para obtener una consistencia más fluida.

Bebida Jade de Hulk

Ingredientes:

- 625 ml de hojas de col rizada, sin tallos
- 250 ml de piña cortada en cubos
- 75 ml de zumo de manzana sin azúcar
- 75 ml de agua
- 125 ml de uvas verdes, sin semillas y congeladas
- 125 ml de manzana picada, preferiblemente Granny Smith

Procedimiento:

1. Coloca todos los ingredientes en la licuadora, humedécelos primero y licúalos durante tres minutos. Deja enfriar por una o dos horas si lo preparas con anticipación. Asegúrate de revolver antes de servir.

El Naranja es el Nuevo Verde

Ingredientes:

- 250 ml de leche de almendras (o arroz), sin azúcar, con sabor a vainilla
- 125 ml de calabaza cocida y cortada en cubos, congelada
- 1/2 cucharadita de canela, molida o 1/8 de cucharadita de nuez moscada, molida
- 1 porción de proteína en polvo

Procedimiento:

1. Coloca los ingredientes en la licuadora, humedécelos primero y licúalos durante dos minutos. Si lo deseas, puedes agregar 125 ml de hojas de espinaca verde bebé para obtener nutrientes adicionales.

Delicioso Batido Lip-Smacking

¡Esta es una delicia líquida equilibrada! Contiene un poco de todo lo que necesitas en un vaso, verduras, frutas, el buen tipo de grasas, fibra y proteínas. ¡Disfruta!

Ingredientes:

- 250 ml de leche de almendras sin azúcar
- 1 banana pequeño, cortada en trozos y congelada.
- 1 cucharada de mantequilla de nueces - almendra o maní
- 1 mitad de un aguacate pequeño y maduro.
- 125 ml de hojas crudas de espinaca bebé.

- 1 porción de proteína en polvo

Procedimiento:

1. Coloca todos los ingredientes en la licuadora, humedécelos primero, licúalos durante dos minutos y disfruta.

Batido Básico

Ingredientes:

- Media taza de yogur natural
- Una taza de fruta fresca (cualquier fruta de tu elección)
- Una cucharada de edulcorante (como Truvia o Splenda)
- Una taza de leche de almendras (sin azúcar)

Procedimiento:

1. Coloca el yogur, la fruta, el edulcorante, y la leche de almendras en la licuadora.
2. Pulsa durante unos segundos, repítelo unas cuantas veces hasta que la mezcla quede suave.
3. Agrega un poco de hielo. Mezcla una vez más. Disfruta de un saludable y delicioso batido.

Delicioso Batido de Limón y Arándanos

Ingredientes:

- 3 tazas de espinacas frescas
- Media taza de cilantro fresco
- 2 tazas de agua
- 1 limón
- 2 tazas de arándanos
- 1" de jengibre fresco

Procedimiento:

1. Coloca todos los ingredientes en la licuadora, humedécelos

primero, licúalos durante dos minutos y disfruta.

Batido Refrescante de Sandía

Ingredientes:

- Una taza y media de trozos de sandía (sin semillas)
- Una taza y media de fresas (congeladas)
- 2 cucharadas de jugo de lima
- 3 hojas de menta
- Media taza de agua
- 1 taza de hielo

Procedimiento:

1. Coloca todos los ingredientes en la licuadora, humedécelos primero, licúalos durante dos minutos y disfruta.

Sabroso Batido Tropical

Ingredientes:

- 2 tazas de arándanos
- 3 tazas de verduras
- 1 taza de leche de coco enlatada
- Media taza de agua
- 1 cucharadita de extracto de vainilla
- 1 puñado de hielo
- 1 cucharada de proteína en polvo

Procedimiento:

1. Coloca todos los ingredientes en la licuadora, humedécelos

primero, licúalos durante dos minutos y disfruta.

Delicioso Batido de Aguacate y Menta

Ingredientes:

- Una taza y media de arándanos
- Una taza y media de aguacate sin semilla
- Una taza y media de agua de coco.
- 4 a 6 hojas de menta
- 1 cucharada de jugo de lima
- Media taza de agua

Procedimiento:

1. Coloca todos los ingredientes en la licuadora, humedécelos primero, licúalos durante dos minutos y disfruta.

Batido Clásico

Ingredientes:

- 1 taza de fresas
- 3 tazas de col rizada
- 1 taza de frambuesas
- 1/4 de taza de perejil fresco
- Media taza de agua de coco
- 1 cucharada de jugo de limón
- 1 taza de hielo
- Media taza de agua

Procedimiento:

1. Coloca todos los ingredientes en la licuadora, humedécelos los primeros, licúalos durante dos minutos y disfruta.

Hora del Desayuno

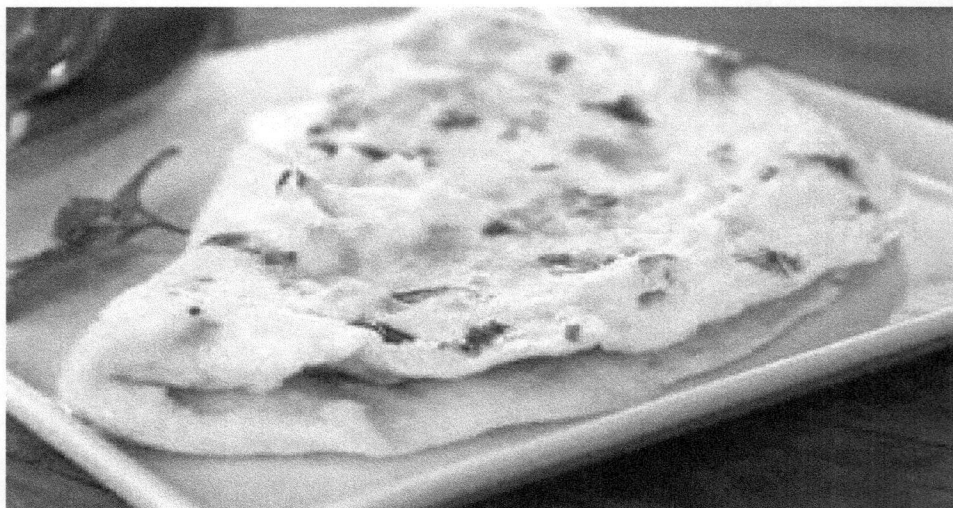

Asegúrese de no saltarte nunca esta comida, ya que es la más importante del día. ¡Aliméntate y fortalécete para las aventuras que te esperan!

Paquete de Lechuga

Rinde una porción.

Ingredientes:

- 1 huevo, grande
- 1 clara de un huevo, grande
- 125 ml de hojas de espinaca bebe, en trozos pequeños.
- 2 cucharadas de queso feta sin grasa, desmenuzado
- 2 tomates Roma, en trozos pequeños.
- Pizca de sal, kosher o marina.
- Pimienta negra

- 1 hoja grande de lechuga, preferiblemente no iceberg

Procedimiento:

1. Coloca los primeros siete ingredientes en un tazón y bátelos bien. Coloca a calentar una sartén antiadherente a fuego medio, agrega la mezcla combinada y cocina hasta obtener la consistencia deseada. Coloca los ingredientes cocidos en un extremo de la hoja y enróllalos.

Muffins De Huevo Griego

Rinde seis porciones.
Se puede hacer con anticipación y disfrutar durante toda la semana para el desayuno o el almuerzo.

Ingredientes:

- 5 huevos grandes
- 10 tomates cereza, picados en cuartos
- 5 corazones de alcachofa, marinados y cortados en cubitos.
- 125 ml de queso mozzarella, bajo en grasa y rallado
- 2 cucharadas de albahaca, fresca y picada
- Pimienta y sal al gusto.
- Aerosol de cocina para el molde de los muffins

Procedimiento:

1. Mientras el horno se precalienta a 350 grados, rompe los huevos en un tazón y bátelos bien hasta que estén suaves.
2. Combina el resto de los ingredientes con los huevos y mezcla suavemente.
3. Cubre ligeramente los moldes de lata para muffins con el aerosol de cocina.
4. Vierte la mezcla de huevo en seis moldes, dividiéndola en partes iguales.
5. Coloca a hornear durante veinte minutos o hasta que los huevos estén listos.
6. Deja enfriar por un minuto antes de saborear o guárdalo en la nevera para disfrutarlo más tarde.

Especial de Domingo por la Mañana

Rinde una porción

Puedes comenzar a disfrutar de esta comida alrededor de seis semanas después de tu cirugía. Esta receta de una sola porción se puede comer a cualquier hora del día, cualquier día de la semana. Trata de reemplazar los ingredientes sabrosos con dos cucharadas de Splenda para obtener un sabor más tradicional de panqueque.

Ingredientes:

- 125 ml de queso cottage, bajo en grasa
- 1 huevo, grande
- 75 ml de cebolla picada en cubitos
- 1/4 de cucharadita de ajo picado
- 1 cucharada generosa de harina de trigo integral
- Pimienta y sal al gusto.
- Aerosol de cocina para la sartén.

Procedimiento:

1. Rocía la sartén y precalienta durante un minuto.
2. Sofríe el ajo y las cebollas, mientras revuelves el huevo, el queso cottage, la harina, la pimienta y la sal.
3. Agrega los ingredientes cocidos a la mezcla del tazón, revolviendo hasta que estén bien combinados.
4. Vuelve a rociar la sartén y vierte la mezcla con una cuchara en la sartén. Crea 4 panqueques.
5. Cocina de cada lado por cuatro minutos.

Revuelta de Sol Simple

Rinde una porción.

Ingredientes:

- 1 huevo
- 1 diente de ajo, picado pequeño
- 1 cucharadita de pesto
- 2 tomates cherry, cortados en cuartos
- 1 pedazo de tocino de pavo, desmenuzado
- 1 cucharadita de queso parmesano, rallado fino
- Aerosol de cocina para la sartén.

Procedimiento:

1. Bate ligeramente el huevo en un recipiente para mezclar. Añade un chorrito de agua al huevo y al pesto. Bate de nuevo ligeramente.
2. Rocía ligeramente la sartén con el aerosol de cocinar y calienta a fuego medio-alto.
3. Sofríe el ajo hasta que suelte el aroma. Agrega el tocino y revuelve hasta que esté crujiente.
4. Desliza el contenido de la sartén hacia afuera en un plato aparte. Agrega los tomates a la sartén y saltea hasta que casi no quede líquido.
5. Agrega la mezcla de huevo a la sartén y cocina de la manera que prefieras los huevos revueltos. Agrega la mezcla de tocino / ajo y el queso parmesano justo antes de que los huevos estén cocidos.
6. Sirve con una rodaja de naranja para obtener una sensación de sol completa.

Puré De Frijoles Negros Con Huevos Revueltos

Ingredientes:

- Para hacer que el huevo revuelto sea parte de la receta
- 1/8 de cucharadita de sal
- 1 huevo
- 1/8 de cucharadita de pimienta
- Puré de Frijoles Negros
- 3 cucharadas de salsa para enchiladas (verde)
- 1/2 taza de frijoles negros enjuagados
- 2 cucharadas de caldo de verduras o de pollo
- 1 cucharada de proteína en polvo

Procedimiento:

Puré de frijoles negros:
1. Coloca los frijoles en una cacerola pequeña a fuego medio. Luego pon la salsa para enchiladas. Calienta durante 2 minutos. Sigue revolviendo todo el tiempo. Luego agrega el caldo de pollo
2. Cambia la mezcla a una licuadora o usa una batidora de mano para hacer una mezcla suave. Pásala a un tazón.
3. Deja que se enfríe un poco y luego mezcla la proteína en polvo. Revuelve bien. Tápala para mantenerla caliente hasta que cocines el huevo.
4. Guarda las sobras en el refrigerador para que puedas comerlas en otro momento.

Puré de frijoles negros:
1. Calienta una sartén antiadherente a fuego medio. Mientras tanto, coloca el huevo en un tazón pequeño y bátelo bien para incorporar aire en él.
2. Vierte el huevo en la sartén caliente. Esparce pimienta y sal. Usa una espátula de goma para mover el huevo en la sartén mientras se cocina. Cuando esté casi terminado y aún tenga una textura

ligeramente líquida, debes doblarlo y sacarlo en un plato
3. Pon 1 cucharada de puré de frijoles negros. Además, pon 1 cucharadita de salsa para enchiladas (verde).
4. Nota: Esta receta es para hacer 1 porción. Proporciona aproximadamente 5 gramos de grasa, 11 gramos de proteínas y 6 gramos de carbohidratos.

Ricota Al Horno

Ingredientes:

- 1/4 de taza de queso parmesano (rallado)
- 1/2 taza de queso ricota (bajo en grasa)
- 1 cucharadita de Mostaza de Dijon
- 1 cucharadita de tomillo (molido)
- 1/4 de taza de queso Cheddar (rallado)
- 1 huevo

Procedimiento:

1. Calienta el horno a una temperatura de 400°F.
2. Coloca todos los ingredientes en un tazón. Revuelve y mezcla bien. La mezcla parecerá ser arenosa y ligeramente marrón. Pero debe estar suave.
3. Usa una cuchara para galletas y divide la mezcla en 4 pocillos de una bandeja para muffins. Puedes usar bandejas para muffins hechas de silicona, ya que puedes usarlas fácilmente y limpiarlas rápidamente.
4. Hornea durante unos 20 minutos. Luego retira del horno y deja enfriar un poco. Está listo para ser servido.
5. Nota: Esta receta es para hacer cuatro muffins de ricota. Cada panecillo proporciona aproximadamente 4 gramos de grasa, 4 gramos de carbohidratos y 8 gramos de proteínas.

Huevos Escalfados a la Italiana

Ingredientes:

- 3 a 4 trozos de pimiento rojo en tarro (asado y cortado en rodajas)
- 16 onzas de salsa marinara (con el nivel más bajo de azúcar)
- 4 huevos
- 4 hojas de albahaca fresca.
- 1 pizca de sal
- 1 pizca de pimienta

Procedimiento:

1. Calienta una sartén grande a fuego medio.
2. Coloca la salsa marinara. Luego agrega los pimientos rojos.
3. Rompe los huevos uno por uno, formando un "pozo" con el dorso o lomo de una cuchara.
4. Espolvorea con sal y pimienta.
5. Deja que se cocine hasta que los huevos estén firmes o durante unos 12 minutos. Si lo deseas, puedes poner la tapa durante 2 minutos al final.
6. Retira del fuego. Espolvorea la albahaca y sirve en un tazón o plato.
7. Nota: Cada porción proporciona aproximadamente 6 gramos de grasa, 8 gramos de proteínas y 7 gramos de carbohidratos.

Quiche de Queso sin Corteza

Ingredientes:

- 4 onzas cúbicas de queso suizo (bajo en grasa)
- 6 onzas de pechugas de pollo (cortadas en cubos de 1 pulgada y asadas a la parrilla)
- 10 onzas de queso mozzarella rallado (bajo en grasa)
- 3 huevos grandes
- Aerosol antiadherente de cocina
- 1 taza de leche (descremada)
- Orégano para sazonar (opcional)

Procedimiento:

1. Calienta el horno previamente a una temperatura de 400 grados.
2. Rocía el aceite antiadherente para cocinar en una bandeja para tarta de 9 pulgadas.
3. Coloca el pollo y los cubitos suizos en la bandeja.
4. Unta con queso mozzarella la parte superior.
5. Espolvorea el orégano en él para darle gusto.
6. Coloca la leche descremada y los huevos en un recipiente aparte y bátelos. Vierte esto sobre la mezcla de queso y pollo.
7. Hornea durante cuarenta minutos a una temperatura de 400 grados.
8. Sirve después de que se enfríe o cúbrelo con una lámina de aluminio y refrigéralo.
9. Puedes agregar pimientos verdes cocidos, tomates, cebollas y otras verduras de acuerdo con tus preferencias.

Queso Cottage al Horno

Ingredientes:

- 2 huevos
- 2 tazas de queso cottage (sin grasa o bajo en grasa)
- 1 paquete (10 onzas) de espinacas congeladas y descongeladas
- Media taza de queso parmesano

Procedimiento:

1. Calienta el horno previamente a una temperatura de 350 grados.
2. Mezcla todos los ingredientes en un tazón grande.
3. Colócalos uniformemente en una sartén (8x8).
4. Hornea durante veinte o treinta minutos.
5. Déjalo reposar por 5 minutos y luego sírvelo.
6. Sazona al gusto usando sal, ajo y pimienta.

Empanada De Atún Crujiente

Ingredientes:

- 16 galletas finas (hechas de trigo, trituradas)
- 4 claras de huevos.
- 4 latas de 3 onzas de atún envasados en agua
- 1/4 de taza de zanahoria (rallada)
- 1/4 de taza de castañas de agua (picadas), pimiento rojo (picado) o alcaparras
- 1 cucharada de cebolla (picada)
- Pimienta, mostaza seca y eneldo, al gusto.

Procedimiento:

1. Mezcla todos los ingredientes.
2. Usa tus manos para formar 8 empanadas con la mezcla.
3. Rocía aerosol antiadherente de cocina en una sartén y colócala a fuego medio.
4. Cocina las empanadas durante 2 o 3 minutos por ambos lados hasta que se doren.

Orange Roughy a la Parrilla con Limón

Ingredientes:

- 3 cucharadas de jugo de limón
- 16 onzas de filetes de Orange Roughy (4 onzas cada uno)
- 1/4 de cucharadita de pimienta (molida)
- 1 cucharada de aceite de oliva
- 1 cucharada de Mostaza de Dijon
- 8 rodajas de limón medianas

Procedimeinto:

1. Cubre una bandeja para hornear o una rejilla de una sartén para asar con papel aluminio. Rocía un poco de aerosol de cocina sobre él.
2. Mezcla el jugo de limón, el aceite de oliva, la pimienta molida y la mostaza.
3. Coloca los filetes sobre la bandeja para hornear o en la rejilla.
4. Usa la mitad de la mezcla de limón para cepillar los filetes. Reserva el resto.
5. Asa los filetes durante unos 5 minutos.
6. Rocía el resto de la mezcla de limón sobre los filetes. Añade pimienta al gusto. Luego sirve con las rodajas de limón.

Filete de Pescado Frito

Ingredientes:

- 8 onzas de filetes de pescado
- 1 y 1/3 de cucharada de perejil (picado)
- 3 cucharadas de harina de maíz amarillo
- 1/4 de cucharadita de semillas de apio (molidas)
- 1/4 de cucharadita de pimienta negra (molida)
- 1 pizca de sal
- 2 cucharaditas de aceite de oliva

Procedimiento:

1. Limpia los filetes de pescado. Remueve todos los huesos.
2. Mezcla la harina de maíz, la pimienta, las semillas de apio, el perejil picado y la sal.
3. Cubre el pescado con la mezcla de harina de maíz. Presiona sobre el pescado.
4. Calienta el aceite en una sartén antiadherente. Cocina cada lado del pescado durante 2 o 3 minutos. Los filetes deben estar crujientes y dorados. Deben escamarse fácilmente cuando se perfore con un tenedor.

Empanadas de Pavo

Ingredientes:

- 1 libra de carne de pechuga de pavo (molida)
- 1 taza de queso rallado (bajo en grasa)
- 1 sobre de sopa de cebolla
- 3 tubos de rollos de media luna refrigerados (8 en cada tubo)

Procedimiento:

1. Calienta el horno previamente a una temperatura de 350 grados.
2. Mezcla la sopa con la carne en una sartén. Cocina bien hasta que se dore o.
3. Pon el queso.
4. Desenrolla la masa y separa los rollos. Corta cada triángulo en la mitad.
5. Coloca una cucharada de carne cocida en el centro de cada triángulo.
6. Dobla entonces y sella los bordes. Colócalos en una bandeja para hornear galletas.
7. Hornea durante quince minutos.

Hamburguesa Whopper

Ingredientes:

- Una hamburguesa Boca (Boca Burger)
- 1 pan de hamburguesa (integral)
- 1 cucharada de Miracle Whip (látigo de milagro)
- 1 cucharada de Ketchup
- 1 cucharada de mostaza
- Tomate
- Lechuga
- Cebolla

Procedimiento:

1. Prepara la Hamburguesa Boca de acuerdo con las instrucciones que aparecen en el paquete.
2. Pon la hamburguesa en el panecillo con salsa de tomate, látigo de milagro, tomate, cebolla y lechuga.

Sopas

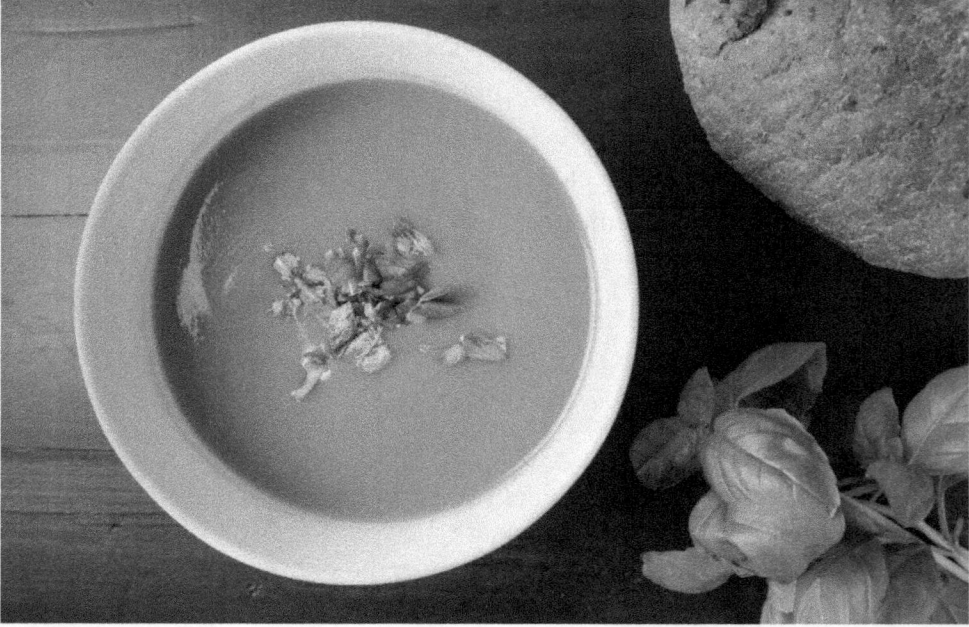

Jamón y Frijol

Rinde diez porciones.

Ingredientes:

- 125 ml de apio, finamente picado
- 125 ml de zanahorias, finamente picadas
- 125 ml de cebolla, picada
- 1 diente de ajo, picado
- 350 ml de jamón, en cubos
- 1/8 de cucharadita de pimienta, de cayena
- 1/4 de cucharadita de comino, seco
- 1/4 de cucharadita de sal marina
- 1 lata de frijoles, navy (marina de guerra)

- 250 ml de caldo, pollo o verdura.
- 250 ml de agua

Procedimiento:

1. Dora el jamón en una olla sopera o una cacerola grande a fuego medio.
2. Vierte el agua, raspando el esmalte de la parte inferior de la olla.
3. Vierte el caldo.
4. Agrega los frijoles. Asegúrate de escurrir el líquido de la lata y enjuagar los frijoles antes de agregarlos.
5. Agrega los ingredientes restantes y revuelve bien.
6. Hierve la sopa, colócala a fuego lento y déjala reposar durante una a tres horas (cuanto más tiempo se cocina, mejor sabe), revolviendo ocasionalmente.

Sopa Frank Sinatra

Rinde diez porciones.

Ingredientes:

- 1 cucharada de aceite de oliva
- 1 cebolla, picada en cubitos
- 4 dientes de ajo, picados
- 250 ml de zanahorias, picadas en cubitos
- 500 ml de ramilletes de brócoli, cortados en trozos pequeños
- 750 ml de ramilletes de coliflor, cortados en trozos pequeños
- 1 1/2 litros de caldo de verduras.
- 4 tomates, medianos, cortados en cubitos.
- 1 cucharada de mezcla de hierbas italianas secas
- Una pizca de hojuelas de pimiento rojo, trituradas, una pizca
- Pimienta negra y sal al gusto.
- Queso parmesano, rallado, para espolvorear por encima
- Perejil fresco, picado, para espolvorear por encima

Procedimiento:

1. Calienta el aceite en una olla sopera grande a fuego medio.
2. Añade el ajo y la cebolla. Cocina hasta que estén fragantes durante unos dos minutos.
3. Agrega la zanahoria y revuelve. Continúa cocinando por otros dos o tres minutos.
4. Vierte el caldo, agrega los tomates, las hierbas, la pizca de pimienta roja, la pimienta negra y la sal.
5. Coloca los ingredientes a hervir. Baja el fuego y cocina a fuego lento durante cinco minutos.
6. Agrega el brócoli y la coliflor, hirviendo a fuego lento todo el tiempo hasta que las verduras estén bien cocidas, pero crujientes. Esto puede tomar cinco minutos.

7. Prueba y ajusta tu sazón.
8. Sírvete un tazón, espolvoreando el queso y el perejil encima.
9. Si deseas disfrutar de una sopa un poco espesa, agrega una cucharada de harina de coco o maicena en 75 ml de agua fría. Agrega esto a la sopa y continúa cocinando por cinco minutos adicionales después de que las verduras hayan terminado de cocinarse.

Fidelidad Naranja

Rinde doce porciones.

Ingredientes:

- 1 cebolla, mediana y en rodajas
- 2 peras, pequeñas, partidas a la mitad, sin pelar, sin corazón y picadas en trozos pequeños
- 3 ramitas de tomillo
- 2 cucharadas de aceite de oliva, Virgen Extra
- 1 kilo de calabaza moscada, partida en dos, sin semillas, sin pelar
- 250 ml de caldo de pollo o verdura.
- 500 ml de leche descremada.
- Guarnición: 75 ml de trozos de nuez, tostadas o almendras.

Procedimiento:

1. Calienta el horno a 400°F.
2. En una bandeja para hornear galletas cubierta con papel pergamino, coloca las peras, las cebollas y el tomillo. Espolvorea con el aceite de oliva.
3. Encima de esto, coloca las dos mitades de calabaza.
4. Asar durante cincuenta y seis minutos. Se hace cuando se puede perforar la calabaza con un tenedor. Retira del horno y deja enfriar.
5. Saca la pulpa de la calabaza, desechando la cáscara.
6. Coloca la pulpa de la calabaza y el contenido de la bandeja (sin el papel de pergamino) en una licuadora o procesadora de alimentos. Mezcla.
7. Vierte esto en una olla sopera grande, agrega el caldo y cocina a fuego lento durante diez minutos.
8. Agrega la leche y continúa cocinando a fuego lento durante otros ocho minutos.

9. Decora con los trozos de nuez y sirva.
10. No agregues las nueces como guarnición a menos que tengas más de seis meses después del procedimiento.

Sopa de Brócoli y Patata

Ingredientes:

- Media taza de brócoli (picado)
- 1 taza de caldo
- 1 papa pequeña (picada)
- 1 cucharada de almidón de maíz
- Media taza de leche
- 2 cucharadas de queso cheddar (rallado)
- 1 cucharadita de ajo en polvo
- Pimienta y sal al gusto.

Procedimiento:

1. Pela y corta la patata. Luego se hierve hasta que se ablande.
2. Cocina el brócoli al vapor hasta que esté tierno.
3. Coloca la patata y el brócoli en un procesador de alimentos y haz un puré.
4. Mezcla 1 cucharada de almidón de maíz en 1/4 de taza de caldo en una cacerola y calienta durante un minuto hasta que empiece a hervir. Agrega lentamente el caldo restante y deja que se cocine hasta que comience a hervir nuevamente. El líquido se volverá espeso y cremoso debido al almidón de maíz.
5. Pon la leche, el ajo en polvo, y el puré y revuelve. Luego agrega la pimienta y la sal al gusto.
6. Retira del fuego. Coloca el queso cheddar y revuelve hasta que se derrita.
7. Sirve cuando esté caliente. Puedes guardar las sobras en la nevera durante 3 días.

Sopa de Frijoles Negros y Calabaza

Ingredientes:

- 2 cucharadas de aceite de oliva
- 4 dientes de ajo (picados)
- 1 cebolla mediana (picada)
- 1 cucharada de comino (molido)
- 1 cucharadita de chile en polvo
- 2 tazas de caldo de res
- 1/2 cucharadita de pimienta negra
- 1 taza de tomates cortados en cubitos (enlatados)
- 2 latas o 15 onzas de frijoles negros
- 1 lata o 16 onzas de puré de calabaza

Procedimiento:

1. Calienta el aceite a fuego medio en una olla sopera. Saltea el ajo, la cebolla, el comino, la pimienta y el chile en polvo.
2. Agregue la calabaza, los frijoles, los tomates y el caldo.
3. Cocina a fuego lento sin tapar durante 25 minutos y revuelve ocasionalmente hasta que la sopa se espese.
4. Puedes servirla tal cual como está o hacerla puré con una licuadora de inmersión y hacer que quede suave.
5. Opcional
6. Agrega yogur griego para hacerla más cremosa y obtener más proteínas.
7. Ponle 1/2 libra de carne molida para obtener proteínas adicionales.

Sopa de Champiñones y Arroz Salvaje

Ingredientes:

- 1 cucharada de aceite de oliva
- 1/2 cebolla blanca
- 1/4 de taza de zanahorias picadas
- 1/4 de taza de apio picado
- Una taza y media de champiñones blancos rebanados (frescos)
- Media taza de vino blanco.
- 2 cucharadas de harina
- 1/4 de cucharadita de tomillo seco
- 1 taza de arroz salvaje (cocido)
- Pimienta negra
- Dos tazas y media de caldo de pollo bajo en sodio y sin grasa

Procedimiento:

1. Calienta el aceite de oliva a fuego medio en una olla.
2. Coloca las cebollas, las zanahorias y el apio picados y cocina hasta que se ablanden.
3. Agrega los champiñones, el caldo de pollo y el vino blanco: tapa y cocina.
4. Mezcla la harina, la pimienta y el tomillo en un tazón.
5. Coloca el arroz salvaje (cocido) en él.
6. Luego pon esta mezcla de arroz en la olla caliente. Cocina a fuego medio. Sigue revolviendo hasta que se vuelva burbujeante y espesa.

Sopa de Tortilla con Pollo

Ingredientes:

- 2 tazas de salsa de frijoles negros
- 1 libra de solomillos de pollo
- 1 cucharadita de sal
- 2 cucharadita de especia mexicana
- 1 cucharadita de comino molido
- 4 tazas de agua
- 2 tazas de maíz congelado
- Chiles verdes de 4.5 onzas
- 10 onzas de tomates cortados en cubitos
- 2 cucharadas de cilantro fresco
- Frijoles negros de 10 onzas
- 1 cucharadita de pimienta negra
- Queso y jugo de lima para adornar (opcional)

Procedimiento:

1. Enjuaga los solomillos de pollo. Espolvoréalos con pimienta y sal antes de ponerlos en la olla.
2. Agrega la salsa y las especias. Luego cocina por 4 horas a fuego lento.
3. Saca y desmenuza el pollo. Vuelve a ponerlo en la olla. Agrega agua, frijoles adicionales, maíz, tomates, cilantro y chiles. Ponlo a cocinar durante 2 horas más.
4. Decora con queso y hojas de cilantro. Añade un chorrito de jugo de lima y sirve.

Sopa de Taco

Ingredientes:

- 1 cebolla amarilla (pequeña)
- 1 pimiento verde (pequeño)
- 1 diente de ajo
- 1 libra de carne magra (molida)
- 1 cucharadita de comino
- 1 cucharadita de cilantro
- 1 cucharadita de cebolla en polvo
- 1 paquete de condimento para tacos
- 4 onzas de tomates
- Pimienta y sal al gusto
- 10 onzas de frijoles negros
- 1 taza de salsa preparada
- 2 tazas de agua o caldo de pollo
- Jalapeños en rodajas (opcional)
- Yogur griego natural (opcional)
- Queso Rallado (opcional)

Procedimiento:

1. Rocía una olla con un poco de aerosol de cocina. Colócala a fuego medio. Saltea el pimiento verde y las cebollas durante 3 minutos. Luego saltea el ajo por 2 minutos.
2. Coloca la carne y revuelve. Escurre la mezcla de carne en caso de que haya exceso de líquido. Añade el condimento para tacos.
3. Coloca los frijoles negros, los tomates y la salsa. Mezcla bien. Agrega el agua o el caldo de acuerdo a la necesidad.
4. Reduce el fuego, tápala y cocina hasta que empiece a hervir. Apaga el fuego. Deja que permanezca cubierta por unos minutos. Luego sirve en tazones. Puedes adornarla con jalapeños en rodajas, yogur griego o queso.

Ensaladas

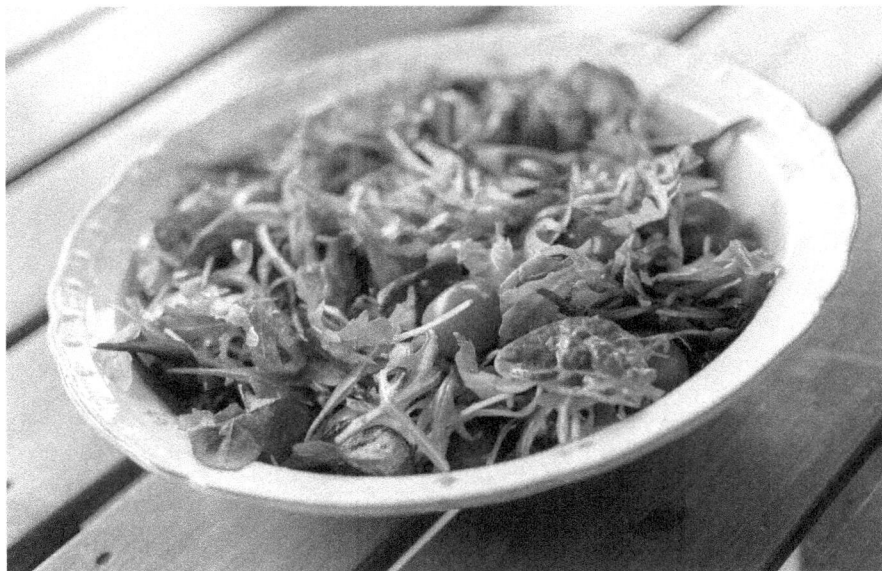

Taj Mahal

Rinde 4 porciones.

Ingredientes:
- 500 ml de pechuga de pollo, sin piel, deshuesada, cocida y en cubos
- 1 tallo de apio, picado fino
- 125 ml de manzana, bien picada
- 125 ml de pasas, deja reposar en agua tibia durante unos minutos para que se rellenen.
- 75 ml de cebolla roja, finamente picada.
- 75 ml de cilantro, fresco, picado en trozos grandes.
- 75 ml de almendras, tostadas y rebanadas.
- 125 ml de yogur griego, natural
- 75 ml de mayonesa ligera.

- 1 cucharada de jugo de lima, fresco
- 1 cucharada de jarabe de agave o miel
- 1/2 cucharada de curry en polvo, suave
- Pimienta negra y sal marina al gusto

Procedimiento:

1. Escurrir las pasas. En un tazón grande, revuélvelas suavemente junto con la manzana, las cebollas, el apio, el cilantro, el pollo y las almendras.
2. En un tazón pequeño, mezcla el yogur, la lima, la mayonesa, el jarabe y el curry.
3. Vierte el aderezo sobre la combinación de pollo y revuelve suavemente para combinar.
4. Sazona con pimienta y sal al gusto.
5. Esta ensalada se puede guardar en tu refrigerador hasta por tres días.

Fácil y Ligera

Rinde 2 porciones.

Ingredientes:

- 3 zanahorias, grandes, picadas
- 1 calabacín, mediano, picado
- 75 ml de albahaca, fresca, cortada en tiras
- 400 ml de garbanzos, enlatados, enjuagados y escurridos.
- 1 diente de ajo, picado
- 1 tomate, grande y picado en cubitos.
- 1 cucharada de aceite de oliva, Virgen Extra
- 1 cucharada de pesto verde
- Pimienta negra y sal a gusto.

Procedimiento:

1. Mezcla suavemente las verduras en un tazón grande.
2. Bate el aceite, el ajo y el pesto, agregando más aceite o poca agua para lograr la consistencia del aderezo que desees. Nota: Esto se puede hacer una hora antes para que tenga un sabor más potente.
3. Vierte el aderezo sobre las verduras. Añade la sal y la pimienta, mezclando suavemente.

Ensalada Asiática de Inspiración Tailandesa

Rinde dos porciones.

Ingredientes:

- 1 pechuga de pollo al horno, desmenuzada
- 250 ml de col, roja, rallada
- 1/2 pimiento, campana, cortado en tiras finas
- 125 ml de cilantro, finamente picado.
- 75 ml de cebolla, verde, finamente picada.
- 125 ml de maní, finamente picado.
- 75 ml de mango, cortado en rodajas muy finas.
- Aderezo
- 125 ml de yogur, griego, natural.
- 1 cucharada de agave o jarabe de arce
- 1 cucharada de jugo de lima, fresco
- 1/2 cucharadita de salsa tamari
- Una pizca de hojuelas de pimiento rojo

Procedimeinto:

1. Mezcla todas las verduras y el pollo en un tazón grande hasta que estén bien combinados.
2. Usando un tenedor, combina los ingredientes del aderezo en una taza medidora.
3. Vierte el aderezo sobre los ingredientes y mezcla suavemente hasta que todo esté bien cubierto.
4. Sirve de inmediato o guárdala en el refrigerador hasta que estés listo para comer.
5. Puedes servirla envuelta en una tortilla de grano entero o sobre arroz integral frío.

Ensalada César con un Toque Sureño

Rinde cuatro porciones.

Ingredientes:

- 16 onzas de filete, solomillo magro
- 1 cabeza de lechuga, romana, lavada y picada
- 1 tomate, grande, cortado en rodajas.
- 1 pepino, picado
- 1 cucharada de queso parmesano rallado para decorar
- 2 cucharadas de aderezo César, ligero.

Procedimiento:

1. Precalienta la parrilla. Espolvorea ambos lados del filete con la pimienta y la sal. Asa cada lado durante 6 minutos o hasta alcanzar el punto de cocción deseado.
2. Coloca cuatro platos con lechuga. Cubre cada porción con tomates y pepinos.
3. Corta el filete en rodajas finas y colócalas uniformemente encima de la lechuga.
4. Rocía cada porción con el aderezo César y espolvorea el queso parmesano encima.

Ensalada de Espinacas Savvy

Rinde una porción.

Ingredientes:

- 250 ml de espinacas baby, cortadas en trozos
- 75 ml de pepino, picado en trozos pequeños
- 75 ml de manzana, picada en trozos pequeños
- 75 ml de aguacate, picado
- 1 rábano, finamente picado
- 75 ml de pasas, deja remojar en agua tibia durante un par de minutos antes de agregarlas y luego escúrrelas.
- 75 ml de nueces del nogal, bien picadas.
- 1 cucharada de queso feta, desmenuzado
- 1 cucharadita de albahaca, fresca y picada.
- 1/2 cucharada de aceite de oliva, Virgen Extra

Procedimiento:

1. Coloca las espinacas en un plato. Espolvorea los ingredientes en orden de enumeración, de modo que la albahaca sea el último elemento que se añada.
2. Rocía con aceite de oliva.

Frijoles y Puré de Salsa

Rinde 4 porciones

Ingredientes:

- 2 cucharadas de salsa
- 1 lata o 15 onzas de frijoles pintos
- 1 cucharada de proteína en polvo (suero sin sabor)
- 2 cucharadas de caldo de pollo

Procedimiento:

1. Mezcla todos los ingredientes en una sartén pequeña. Colócala a fuego lento.
2. Revuelve unas cuantas veces y deja que se caliente por completo. Luego pásala a una licuadora.
3. Licúa a alta velocidad durante unos minutos hasta que la mezcla quede suave. Pásala a un plato para servir.
4. Nota: Cada porción proporciona aproximadamente 1 gramo de grasa, 11 gramos de proteínas y 15 gramos de carbohidratos.

Ensalada de Pollo al Estilo Mexicano

Rinde dos porciones.

Ingredientes:

- 1 cucharada de mayonesa
- 1 taza de pollo escurrido (enlatado)
- 2 cucharaditas de jugo de salsa (sacudido, sin trozos)
- 1 cucharadita de condimento para tacos

Procedimiento:

1. Coloca el pollo enlatado en un tazón. Pártelo en trozos pequeños con un tenedor. Agrega la mayonesa y revuelve bien hasta que esté bien mezclada y se ablande.
2. Mezcla el jugo de salsa y el condimento para tacos. Sirve.
3. Nota: Cada porción proporciona aproximadamente 4 gramos de grasa, 18 gramos de proteínas y 2 gramos de carbohidratos.

Ensalada de Cangrejo

Rinde 1 porción.

Ingredientes:

- 1 cucharada de mayonesa ligera
- 2 onzas de cangrejo (imitación)
- La mitad de una cucharada de proteína en polvo (sin sabor)
- 1 pellizco de eneldo seco
- 1 pizca de condimento de mariscos

Procedimiento:

1. Corta la carne de cangrejo en trozos pequeños.
2. Mezcla la mayonesa ligera y la proteína en polvo hasta que todo esté bien combinado.
3. Añade el condimento y ajusta el sabor.
4. Nota: Proporciona aproximadamente 4 gramos de grasa, 12 gramos de proteínas y 8 gramos de carbohidratos.

Ensalada de Tomates Rellenos con Atún

Rinde 2 porciones.

Ingredientes:

- 1 lata o 4 onzas de atún enlatado en agua (escurrido)
- 2 tomates Roma
- 1/3 de taza de yogur griego (sin grasa)
- 1/4 de cucharadita de sal
- 1/4 de cucharadita de pimienta
- 2 nervaduras de apio picadas
- 1/8 de cucharadita de curry en polvo

Procedimiento:

1. Corta los tomates por la mitad y quítales las semillas.
2. Mezcla todos los ingredientes y rellena en los cuencos de tomate.
3. Nota: Cada porción proporciona aproximadamente 1 gramo de grasa, 15 gramos de proteínas y 5 gramos de carbohidratos.

Ensalada de Atún Simple

Ingredientes:

- 1 cucharada de mayonesa (sin grasa)
- 3 onzas de atún enlatado en agua (escurrido)
- 2 cucharaditas de jugo de pepinillo
- 1/4 de cucharadita de pimienta negra

Procedimiento:
1. Escurre el atún y machácalo con un tenedor.
2. Luego agrega los otros ingredientes. Revuelve hasta que todo esté bien combinado.
3. Si deseas una consistencia suave, puedes agregar mayonesa o jugo de pepinillos.

Ensalada de Atún al Estilo Toscano

Ingredientes:

- 1/4 de taza de aderezo italiano (sin grasa)
- 2 latas de atún enlatadas en agua (escurrido)
- 2 cucharadas de cebolla roja (picada)
- 2 cucharadas de perejil fresco (picado)
- 2 cucharadas de pimiento rojo picado (asado)
- Ralladura de 1 limón
- 2 dientes de ajo (picados o prensados)
- Rodajas de tomate (opcional)

Procedimiento:

1. Mezcla todos los ingredientes excepto las rodajas de tomate. Para que sea más interesante, puedes poner la ensalada de atún en las rodajas de tomate.
2. Nota: Cada porción proporciona aproximadamente 1 gramo de grasa, 11 gramos de proteínas y 6 gramos de carbohidratos.

Ensalada de Pollo con Salsa de Búfalo

Ingredientes:

- 1/4 de taza de mayonesa (ligera)
- 2 tazas de pechuga de pollo desmenuzada (sazonada con pimienta y sal)
- 1/2 cucharadita de cebolla en polvo
- 5 tallos de apio
- 3 cucharadas de salsa de búfalo

Procedimiento:

1. Mezcla todos los productos y sazona al gusto.
2. Nota: Cada porción proporciona aproximadamente 3 gramos de grasa, 17 gramos de proteínas y 1 gramo de carbohidratos.

Ensalada de Pollo al Estilo Tailandés

Ingredientes:

- 2 tallos de hierba de limón (solo las 6 pulgadas inferiores, cortados en rodajas finas)
- 2 tazas de caldo, caldo de verduras o caldo de pollo (reducido en sodio)
- 1/2" pieza de jengibre fresco
- 3 cebollas verdes, 1 cortada a la mitad y a lo largo, y 2 en rodajas finas
- 2 cucharadas de jugo de lima (fresco)
- 3 ramitas de cilantro fresco y 3 cucharadas de cilantro picado
- 2 cucharadas de vinagre de arroz
- 1 y 1/4 libras de pechugas de pollo
- 1 cucharada de mantequilla de maní
- 1 cucharada de chalota picada
- 1 cucharada de salsa de soya (reducida en sodio)
- 1 cucharada de salsa de pescado
- 1 diente de ajo
- 3 cucharadas de aceite de oliva (Virgen Extra)
- 1/2 col verde
- Medio manojo de espinacas
- 1 zanahoria grande (picada en rodajas finas)
- 1 cucharada de maní sin sal (tostado y triturado)

Procedimiento:

1. Combina la hierba de limón, las ramitas de cilantro, el jengibre, el caldo y la cebolla verde (a la mitad) en una cacerola grande. Coloca la olla a fuego alto y reduce el fuego cuando esté a punto de hervir. Cocina a fuego lento durante cinco minutos. Pon el pollo y aumenta el fuego para que se caliente y comience a hervir. Nuevamente, disminuye el fuego y cocina a fuego lento

durante unos 3 minutos. Luego quita la cacerola del calor. Tápala durante 5 minutos. Luego destápala y déjala enfriar. Cuando esté lo suficientemente fresco, saca el pollo y manten el caldo a un lado. Tritura en tiras de 2" de largo y 1/2" de espesor. Tápala y ponla en la nevera.

2. Cuela el caldo y retira los sólidos. Pon una taza y media de caldo en la

   cacerola. Colócala a fuego medio a alto. Cocina por 5 o 6 minutos hasta que se reduzca a media taza. Deja que se enfríe.

3. Pon el vinagre, el jugo de limón, el chalote, la salsa de pescado, la salsa de soya, la mantequilla de maní, el caldo reducido y el ajo en una licuadora. Mezcla hasta que quede suave. Añade aceite de oliva lentamente mientras el motor está en marcha. El aderezo puede ser un poco delgado. Mantenlo a un lado.

4. Remueve el corazón de la col y los tallos de espinacas. Apila sus hojas

   por separado. Córtalas transversalmente y haz tiras de 1/4".

5. Pon las espinacas, el pollo desmenuzado, la col, la zanahoria, las cebollas verdes (en rodajas) y el cilantro picado en un tazón grande. Vierte media porción de aderezo sobre la ensalada. Luego sirve la ensalada por igual en platos separados. Usa maní para adornarla. Coloca el resto del aderezo sobre la mesa.

Pesto Rico en Proteínas

Ingredientes:

- Media taza de agua
- 1 paquete de 10 onzas de espinacas congelada (picadas)
- 1/3 de taza de queso cottage
- 2 cucharadas de queso parmesano (rallado)
- 1/3 de taza de albahaca fresca o 1 cucharada de albahaca seca
- 2 dientes de ajo (picados)
- 1 cucharada de aceite de oliva

Procedimiento:

1. Mezcla todos los ingredientes en un procesador de alimentos o una licuadora.
2. Procesa o mezcla hasta que queden suaves.
3. Pon media cucharada de la mezcla sobre el pescado o el ave de corral.

Opciones de Almuerzo y Cena

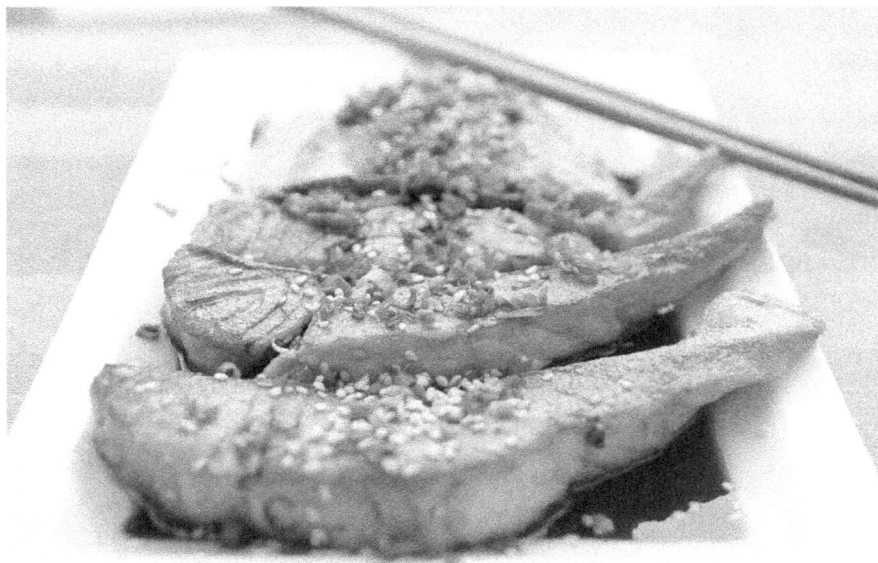

Estofado De Cerdo Amazónico

Rinde cuatro porciones.

Ingredientes:

- 2 cucharaditas de aceite de oliva, Virgen Extra
- 1 libra de lomo de cerdo, con la grasa visible recortada, y cortado en cubos de una pulgada
- 325 ml de cebolla, picada
- 3 dientes de ajo
- 2 chiles chipotles enlatados en salsa de adobo, picados
- 1 cucharadita de salsa de adobo
- 1 cucharadita de comino, seco
- 1 sobre de condimentos Sazón Goya con achiote y cilantro o similar
- 500ml de caldo de pollo, sin sal añadida

- 500 ml de tomates enlatados en zumo, sin sal agregada, cortados en cubitos
- 500 ml de frijoles negros, sin sal agregada, escurridos y enjuagados
- 1 cucharadita de hojuelas de pimiento rojo, trituradas (opcional)

Procedimiento:

1. Calienta el aceite en una olla grande a fuego medio.
2. Agrega los cubos de cerdo, revolviendo ocasionalmente durante seis minutos hasta que se doren por todos lados.
3. Agrega el ajo y la cebolla. Cocina por otros tres minutos hasta que empiecen a ablandarse.
4. Mezcla el chipotle, la salsa de adobo, el comino y el condimento. Revuelve bien.
5. Si lo deseas, agrega caldo, tomates, frijoles y hojuelas de pimiento. Combina bien.
6. Calienta el estofado hasta que hierva y luego colócalo a fuego lento.
7. Pon una tapa en la olla y cocina a fuego lento durante una hora hasta que la carne de cerdo esté tierna al toque de un tenedor.
8. Coloca el estofado en tazones sobre el arroz integral humeante o agrega el arroz directamente al estofado.

Filetes de Arco iris Amandine

Rinde dos porciones.

Ingredientes:

- 8 onzas de trucha arcoíris, fileteada
- 2 cucharadas de harina de maíz, amarilla
- 1 cucharada de almendras, molidas
- 1 cucharada de perejil, fresco y picado
- 1/4 de cucharadita de semillas de apio, molidas
- 1/4 de cucharadita de pimienta negra, molida
- Una pizca de sal marina
- 2 cucharaditas de aceite de oliva, Virgen Extra
- 1 cucharada de yogur sin grasa
- 2 rodajas de naranja para adornar

Procedimiento:

1. Enjuaga los filetes. Asegúrate de que todos los huesos estén removidos. Seca suavemente con una toalla de papel.
2. En un plato grande, mezcla la harina de maíz, la harina de almendra, las semillas de apio y el perejil.
3. Cubre finamente ambos lados de los filetes con el yogur.
4. Draga los filetes en la mezcla de harina, cubriendo ambos lados.
5. Calienta el aceite en una sartén. Cuando el aceite esté caliente, coloca suavemente el pescado y cocínalo durante tres minutos por cada lado. Los filetes deben ser fáciles de desmenuzar con un tenedor y tener una capa crujiente de color marrón.
6. Sirve con una ensalada verde.

Salteado de Carne de Res con Jengibre y Vegetales

Rinde seis porciones.

Ingredientes:

- 1 libra de filete, de falda, cortado en tiras
- 2 cucharaditas de jengibre molido
- 2 dientes de ajo
- 200 ml de caldo de res o vegetal, sin grasa.
- 75 ml de salsa hoisin
- 3 cucharadas de salsa de soya o tamari
- 1 cucharada de maicena
- 1 cucharadita aceite de pepitas de uva o de canola
- 1/4 de cucharadita de hojuelas de pimiento rojo, machacadas
- 1/2 pimiento morrón, mediano, cortado en tiras
- 125 ml de ramilletes de brócoli, picados
- 125 ml de arroz integral e instantáneo.
- 2 tallos de bok choy, en rebanadas de 1/2 pulgada
- 1 lata de castañas de agua pequeñas, cortadas en rodajas

Procedimiento:

1. Mezcla el filete, el jengibre y el ajo en un tazón.
2. Haz el arroz de acuerdo con las instrucciones del paquete.
3. Revuelve el caldo, la salsa hoisin y la salsa de soya con la maicena en un tazón hasta que la maicena se disuelva.
4. Calienta el aceite en un wok o sartén, agregando hojuelas de pimiento rojo.
5. Agrega el filete a un wok y cocina, revolviendo constantemente hasta que se dore. Retíralo de la sartén y colócalo a un lado.
6. Combina el brócoli, el pimiento y la zanahoria en el wok, cocinando a fuego medio durante tres minutos hasta que estén tiernos y crujientes. Si la mezcla está demasiado seca, agrega

una o dos cucharadas de agua.

7. Mezcla el bok choy y las castañas. Cocina por otros dos minutos, revolviendo continuamente.

8. Con la cuchara para revolver, haz un pozo en el centro de las verduras y coloca el caldo en su interior.

9. Cocina por dos minutos hasta que el caldo se espese. Revuelve ocasionalmente.

10. Agrega la carne y cocina por otros dos minutos para calentarla.

11. Pon el sofrito sobre el arroz.

Sorpresa de Atún

Rinde dos porciones.

Ingredientes:

- 125 ml de cebolla, finamente
- 2 dientes de ajo, picados
- 1/4 de chile jalapeño, picado
- 1/2 pimiento morrón, cortado en tiras finas
- 250 ml de ramilletes de brócoli, finamente picados
- 1 tomate, mediano, picado en cubitos
- 5 aceitunas verdes, picadas finas
- 1 lata de atún, pequeño, enlatado en agua.
- 125 ml de queso cheddar viejo y rallado
- 250 ml de arroz integral, cocido.
- 1 cucharada de aceite de pepitas de uva
- Sal marina y pimienta para el gusto

Procedimiento:

1. Abre el atún y escurre el agua.
2. Agrega aceite a la sartén y calienta a fuego medio-alto.
3. Agrega las cebollas, el ajo, el chile jalapeño y la sal. Cocina y revuelve por dos minutos.
4. Agrega el pimiento morrón y el brócoli. Cocina por dos minutos y sigue revolviendo.
5. Agrega el tomate y las aceitunas. Cocina por otros tres minutos o hasta que el brócoli esté tierno al tenedor.
6. Desprende el atún, agrega el arroz y remueve. Baja el fuego a medio-bajo, tapa y cocina por otros tres minutos.
7. Baja el fuego a bajo. Revuelve toda una vez más, luego espolvorea el queso encima. Tapa y deja reposar por un minuto

o hasta que el queso se derrita.

8. Sirve caliente. Agrega una pizca de pimienta negra si lo deseas.

Frijoles Refritos con un Toque Especial

Rinde dos porciones.

Ingredientes:

- 125 ml de cebolla, picada en trozos pequeños
- 1 diente de ajo, grande y picado.
- 1/8 de cucharadita de hojuelas de pimiento rojo, trituradas
- 1/2 cucharadita de canela, seca
- 1/2 cucharadita de comino, seco
- 1/4 de cucharadita de cilantro, seco
- Una pizca de orégano
- 1/2 cucharadita de sal marina
- 1/2 tallo de apio, picado en cubitos
- 1 zanahoria, pequeña y picada en cubitos.
- 1/2 pimiento morrón, picado en cubitos
- Un tomate Roma, picado en cubitos
- 250 ml de judías negras escurridas y enjuagadas.
- 125 ml de queso cheddar viejo y rallado.
- 1/2 aguacate, cortado en cuatro trozos
- 2 ramitas de cilantro para decorar.
- Salsa para mojar.
- 2 tortillas de trigo integral

Procedimiento:

1. Calienta el aceite en una sartén a fuego medio.
2. Agrega primero la cebolla, el ajo y las hojuelas de pimiento rojo, y sofríe durante dos minutos.
3. Agrega las especias y la sal. Continúa sofriendo por un minuto más.
4. Mezcla el apio, la zanahoria, el pimiento y el tomate. Continúa revolviendo de vez en cuando, cocinando durante tres minutos.

Opción: Si la mezcla está un poco seca, agrega dos cucharadas de agua o caldo (no de carne).

5. Agrega los frijoles negros y continúa cocinando hasta que los frijoles estén húmedos y blandos. Podría ser necesario agregar otra cucharada de caldo o agua.

6. Coloca las tortillas en dos platos. Divide el arroz entre los dos, luego la mezcla de frijoles, seguido del queso y el aguacate. Enrolla como un burrito y coloca una ramita de cilantro encima.

7. Opción: la salsa se puede colocar directamente en el burrito o al lado para sumergirlo.

Puré de Pollo al Estilo Italiano

Rinde 1 porción.

Ingredientes:

- 1/4 de taza de pollo (enlatado)
- 1 cucharadita de condimento italiano
- 1/8 de cucharadita de pimienta
- 1/8 de cucharadita de sal
- 1 y 1/2 cucharada de salsa de tomate

Procedimiento:

1. Coloca todos los ingredientes en una licuadora pequeña. O bien, puedes mezclar todos los ingredientes usando la parte trasera de un tenedor hasta obtener una mezcla suave.
2. Colócalo en un tazón. Luego caliéntalo en el microondas durante 30 segundos.
3. Si lo deseas, puedes agregar requesón que sea bajo en grasa.
4. Esto la convertirá en una comida de tipo lasaña.
5. Nota: Cada porción proporciona aproximadamente 4 gramos de grasa, 13 gramos de proteínas y 3 gramos de carbohidratos.

Enchiladas con Puré De Frijoles y Pimienta Roja

Rinde 1 porción.

Ingredientes:

- Media taza de frijoles negros
- 1 y 1/2 cucharada de salsa para enchilada (roja)
- 2 cucharadas de pimiento rojo (asado en tarro y finamente picado)
- 1 cucharada de proteína en polvo (sin sabor)
- 2 cucharadas de caldo de pollo

Procedimiento:

1. Coloca los frijoles negros, el pimiento rojo y la salsa para enchiladas en una sartén pequeña. Caliéntala a fuego medio.
2. Pon el caldo.
3. Puedes mezclar los ingredientes con la batidora de mano o pasar las cosas a una licuadora.
4. Transfiere el puré de frijoles a un tazón. Deja enfriar durante un minuto y luego pon la proteína en polvo. Pon media cucharadita más de salsa para enchilada. Está listo para ser servido.
5. Nota: Proporciona 1 gramo de grasa, 19 gramos de proteínas y 25 gramos de carbohidratos.
6. Aquí, el contenido de carbohidratos es más que el contenido de proteínas debido a los frijoles. Esto no es recomendable. Incluso entonces, es adecuado para la parte en puré y la fase de curación de la dieta. Aparte de esta fase de la dieta, es recomendable combinar la receta con algunos platos ricos en proteínas. Si aumentas la cantidad de proteína en polvo, la textura será arenosa

.

Puré de Frijoles Negros con Lima

Rinde 1 porción.

Ingredientes:

- 1/2 cucharada de jugo de lima
- 1/4 de taza de frijoles negros enjuagados
- 1/2 cucharada de jugo de jalapeños (de los jarros)
- 1/4 de taza de caldo de verduras o de pollo
- 1 cucharada de proteína en polvo (sin sabor)

Procedimiento:

1. Coloca los frijoles en una sartén pequeña y caliéntelos a fuego medio. Pon la lima y el jugo de los jalapeños en jarros. Sigue revolviendo mientras se calienta. Añade el caldo de pollo.
2. Cambia la mezcla a una licuadora o usa una batidora de mano para preparar una mezcla suave. Pásala a un recipiente.
3. Deja que se enfríe un poco y luego mezcla la proteína en polvo. Revuelve bien. Luego sirve.
4. Nota: En casi una onza, proporciona 0 gramos de grasa, 10 gramos de proteínas y 10 gramos de carbohidratos.

Tilapia - A la Sartén

Rinde 1 porción.

Ingredientes:

- 1/2 cucharada de aderezo para mariscos
- 2 onzas de filete de Tilapia descongelado (si estás usando los congelados)

Procedimiento:

1. Calienta una sartén antiadherente a fuego medio.
2. Cubre ambos lados del pescado descongelado con un poco de aderezo para mariscos.
3. Pon en la sartén caliente. Cocina por alrededor de 7 minutos por cada lado o hasta que esté bien cocido.
4. Nota: Proporciona aproximadamente 1 gramo de grasa, 10 gramos de proteínas y cero gramos de carbohidratos.

Tilapia con Cobertura de Parmesano

Rinde 4 porciones.

Ingredientes:

- Media taza de queso parmesano rallado (sin grasa)
- 4 filetes de tilapia descongelados (si estás usando los congelados)
- 1/4 de cucharadita de tomillo seco
- 1/8 de cucharadita de sal
- 1/8 de cucharadita de pimienta

Procedimiento:

1. Caliente el horno a la temperatura de 350°F.
2. Seca el pescado con una toalla de papel. Pon el queso rallado en ambos lados de cada filete. Luego espolvorea sal, tomillo y pimienta.
3. Caliente una sartén antiadherente a fuego medio. Usa la sartén para cocinar el pescado en tandas. Cocina cada lado durante aproximadamente 1 minuto. Luego transfiera los filetes a una cacerola pequeña.
4. Pon esta cacerola en el horno caliente. Hornea hasta que se descascaren fácilmente o por unos 15 minutos.
5. Nota: Cada porción proporciona aproximadamente 5 gramos de grasa, 24 gramos de proteínas y 3 gramos de carbohidratos.

Muslos de Pollo y Crema de Champiñones

Rinde 6 porciones.

Ingredientes:

- 1 lata o 10 oz de crema de champiñones (sin grasa)
- 1 libra de muslos de pollo

Procedimiento:

1. Calienta el horno a una temperatura de 350°F.
2. Corta la grasa de los muslos tanto como sea posible usando tijeras de cocina. Extiéndelo en una bandeja para hornear. Luego sazona con pimienta y sal.
3. Esparce la crema de la sopa de champiñones sobre los muslos de pollo de manera uniforme.
4. Hornea por unos 20 minutos.
5. Retira del horno y deja enfriar. Toma pequeños bocados y mastica lentamente.
6. Nota: Cada porción proporciona aproximadamente 2 gramos de grasa, 17 gramos de proteínas y 5 gramos de carbohidratos.

Pollo con Limón y Romero

Ingredientes:

- 1 cucharada de Mostaza de Dijon
- 2 limones (uno de ellos debe ser jugoso y con cáscara, el otro debe estar cortado en rodajas finas)
- 2 dientes de ajo (prensados o picados)
- 1 libra de muslos de pollo
- 1 cucharada de romero seco o 4 ramitas de romero fresco

Procedimiento:

1. Precalienta el horno a una temperatura de 425°F.
2. Coloca el jugo de limón, la cáscara de limón, el ajo y la mostaza en un tazón pequeño y bátelos. Sazona con pimienta y sal.
3. Mezcla el romero, el limón en rodajas, la mezcla de mostaza y el pollo en una bandeja para hornear.
4. Pon una capa de pollo y esparce los limones encima.
5. Asa durante unos 20 a 25 minutos.
6. Nota: Cada porción proporciona aproximadamente 2 gramos de carbohidratos y 31 gramos de proteínas.

Salmón a la Barbacoa

Rinde 4 porciones.

Ingredientes:

- 4 onzas de filetes de salmón descongelados
- 4 cucharadas de salsa BBQ o salsa barbacoa (baja en azúcar)
- 2 cucharadas de sazonador para parrilla

Procedimiento:

1. Descongela el salmón si estás utilizando los congelados. Si es posible, saca el salmón y déjalo a un lado durante unos 20 minutos antes de cocinarlo.
2. Calienta una sartén en una estufa a fuego alto. Rocía un poco de aerosol de cocina. Baja el fuego a medio. Pon la salsa de barbacoa en los filetes.
3. Coloca el salmón en la parrilla. Asa durante unos 5 minutos en una posición. Luego dale la vuelta y cocínalo por otros 3 a 4 minutos. Pon un poco más de salsa en los filetes. Espolvorea un poco de sazonador para parrilla mientras cocinas.
4. Voltea una vez más y pon un poco más de salsa. Deja cocer 1 minuto más.
5. Retíralo del fuego. Para entonces, el salmón debe estar escamoso y listo para servir.
6. Nota: Cada porción proporciona 2 gramos de grasa, 22 gramos de proteínas y 7 gramos de carbohidratos.

Tilapia con Limón y Pimienta

Rinde 4 porciones.

Ingredientes:

- 4 o 6 onzas de filetes de tilapia
- 1/2 cucharadita de pimentón
- 1 cucharadita de ajo (granulado o picado)
- Una cucharadita y media de pimienta de limón.
- 1 cucharada de aceite de oliva
- 1/4 de cucharadita de sal
- 1 jugo de lima

Procedimiento:

1. Precalienta el horno a una temperatura de 400°F.
2. Toma un tazón y mezcla todas las especias secas. Añade el aceite de oliva. Mezcla y haz una pasta.
3. Pon la tilapia en una bandeja para hornear. Rocía un poco de jugo de limón sobre los filetes.
4. Divide la pasta uniformemente para sazonar los filetes y coloca una cucharada en cada filete. Luego extiéndelo con las manos o usa una cuchara para hacerlo.
5. Hornea hasta que el filete se desmenuce cuando uses un tenedor o por un tiempo de 8 minutos. Puedes servirlo junto con unas verduras al vapor.
6. Nota: Cada porción proporciona aproximadamente 5 gramos de grasa, 21 gramos de proteínas y 2 gramos de carbohidratos.

Envolturas de Lechuga con Pollo al Estilo Asiático

Ingredientes:

- 8 onzas o 1 lata de brotes de bambú picados (escurridos)
- 8 onzas o 1 lata de castañas de agua picadas (escurridas)
- 3 cucharadas de vino de Jerez (para cocinar)
- 2 cucharadas de salsa hoisin
- 2 cucharaditas de salsa de soya (baja en sodio)
- 1 cucharada de mantequilla de maní (sin sal)
- 2 cucharaditas de salsa de pimienta (por ejemplo, Sriracha)
- 1 cucharada de ajo picado
- 2 paquetes de sustituto de azúcar (de .035 onzas cada uno, por ejemplo, Splenda)
- 1 taza de cebolla (picada)
- 1/2 libra de pechuga de pollo (molida)
- 1 cucharadita de aceite de sésamo (tostado)
- 1 cucharadita de sal
- 1 cucharadita de jengibre picado
- 8 lechugas mantequilla (hojas pequeñas)
- 1 cebolla verde picada
- 1 pepino de tamaño pequeño (cortado en tiras de 1 pulgada)

Procedimiento:

1. Pon brotes de bambú, jerez, castañas de agua, salsa hoisin, salsa de soya, salsa de pimienta, mantequilla de maní y un sustituto del azúcar en un tazón mediano. Mezcla bien y guarda a un lado.
2. Rocía un poco de aerosol de cocina en una sartén antiadherente y colócala a fuego medio.
3. Coloca las cebollas y cocínalas hasta que se ablanden y se vuelvan fragantes, o por cuatro minutos.
4. Agrega el ajo - Cocina por 1 minuto más.
5. Aumenta el nivel del fuego y ajústalo a medio-alto. Pon el pollo,

la sal y el jengibre.

6. Cocina por 3 o 4 minutos hasta que ya no esté rosado. Usa una cuchara de madera o una espátula para romper el pollo mientras lo cocinas.

7. Agrega la mezcla de brotes de bambú y castañas de agua - Cocina por dos minutos.

8. Mezcla el aceite de sésamo.

9. Luego retíralo del fuego. Divide la mezcla en 8 partes iguales y colócalas sobre las hojas de lechuga.

10. Pon encima las rodajas de pepino y la cebolla verde y sirve.

Lomo de Cerdo al Estilo Asiático

Ingredientes:

- 2 cucharadas de salsa inglesa
- 1/3 de taza de salsa de soya (ligera)
- 2 cucharadas de vinagre de arroz
- 2 cucharadas de jugo de limón
- 1 cucharada de jengibre
- 1/3 de taza de azúcar morena
- 4 dientes de ajo
- 1 y 1/2 cucharadita de pimienta
- 1 cucharada de mostaza seca
- 2 libras de lomo de cerdo

Procedimiento:

1. Mezcla todos los ingredientes en una bolsa que se pueda colocar en el congelador.
2. Pon el lomo en la bolsa del congelador. Frota la carne de cerdo con la marinada.
3. Refrigéralo durante toda la noche. O bien, ponlo en el congelador y úsalo más tarde.
4. Hornea a una temperatura de 375 grados durante treinta a cuarenta minutos. O bien, cocina a fuego lento en una olla durante cuatro a seis horas.

Pollo Asado Balsámico

Ingredientes:

- 1 pollo entero (alrededor de 4 libras)
- 1 cucharadita de romero seco. De lo contrario, 1 cucharada de romero fresco
- 1 cucharada de aceite de oliva
- 1 diente de ajo
- 1/8 de cucharadita de pimienta negra (recién molida)
- 8 ramitas de romero (frescas)
- 1 cucharadita de azúcar morena
- Media taza de vinagre balsámico.

Procedimiento:

1. Calienta el horno previamente a una temperatura de 350 grados.
2. Pica el ajo y el romero en un tazón pequeño. Afloja la piel del pollo y frota la carne con aceite de oliva. Luego frota la mezcla de las hierbas. Espolvorea un poco de pimienta negra. Coloca 2 ramitas de romero en la cavidad del pollo y átalo.
3. Coloca el pollo en una bandeja para asar. Ásalo durante aproximadamente una hora y veinte minutos. La temperatura interna mínima hasta la cual se debe cocinar un pollo entero es de 165 grados. Unta con frecuencia con los jugos de la sartén. Después de que se dore el pollo, pásalo a un plato para servir.
4. Mezcla la azúcar morena y el vinagre balsámico en una cacerola pequeña. Calienta hasta que se disuelva la azúcar morena. Pero no hiervas.
5. Corta y desecha la piel del pollo. Pon la mezcla de vinagre encima de los trozos. Usa el resto de las ramitas de romero para adornar y servir.

Pizza de Pollo con Salsa BBQ

Ingredientes:

- 1 corteza de pizza de 12" (delgada)
- 1 taza de salsa de tomate (sin sal agregada)
- 8 anillos de pimiento verde
- 1 tomate en rodajas
- 1 taza de champiñones en rodajas
- 4 libras de pechuga de pollo (cocida, cortada en trozos de 1"de grosor, sin grasa)
- 1 taza de queso mozzarella rallado (reducido en grasa)
- 4 cucharadas de salsa barbacoa

Procedimiento:

1. Calienta el horno previamente a una temperatura de 400 grados.
2. Pon la salsa sobre la corteza. Coloca el pollo, los champiñones y el tomate sobre ella. Espolvorea un poco de pimienta. Rocía la salsa de barbacoa y pon el queso encima de la pizza.
3. Hornea durante unos 12 o 14 minutos.
4. Córtala en trozos pequeños y sirve.

Salmón Asado a la Barbacoa

Ingredientes:

- 2 cucharadas de jugo de limón (fresco)
- 1/4 de taza de jugo de piña
- 4 filetes de salmón (de 6 onzas cada uno)
- 2 cucharadas de azúcar morena
- 2 cucharaditas de cáscara de limón (rallada)
- 4 cucharaditas de chile en polvo
- 1/2 cucharadita de sal
- 3/4 de cucharadita de comino molido
- 1/4 de cucharadita de canela

Procedimiento:

1. Calienta el horno previamente a una temperatura de 400 grados.
2. Mezcla el jugo de piña y el jugo de limón con los filetes de salmón en una bolsa Ziploc. Ponlos en la nevera y déjalos marinar durante 1 hora. Gíralos de vez en cuando. Saca el salmón de la bolsa. Desecha la marinada.
3. Mezcla el resto de los ingredientes. Frótalos sobre el pescado. Pon los filetes en una bandeja para hornear que tenga una capa de aerosol de cocina.
4. Luego hornea durante 12 o 15 minutos. Adorna con cáscara de limón y sirve.

Cazuela de Arroz Integral y Frijoles Negros

Ingredientes:

- 1/3 de taza de arroz integral
- 2 tazas de queso suizo rallado (bajo en grasa)
- 1/3 de taza de cebolla (picada en cubitos)
- 1 calabacín de tamaño mediano cortado en rodajas finas
- 1/4 de cucharadita de pimienta de cayena
- 1 libra de pechuga de pollo cocida (cortada en trozos pequeños)
- Media taza de champiñones en rodajas
- 15 onzas o 1 lata de frijoles negros escurridos
- 4 onzas o 1 lata de chiles verdes picados en cubitos
- 1 taza de caldo de verduras
- 1/2 cucharadita de comino
- 1/3 de taza de zanahorias (ralladas)
- 1 cucharada de aceite de oliva

Procedimiento:

1. Combina el caldo de verduras con el arroz en una olla y hierve. Cuando comience a hervir, reduce el fuego, tapa y cocina a fuego lento hasta que el arroz esté tierno o durante 45 minutos.
2. Calienta el horno previamente a una temperatura de 350 grados.
3. Engrasa ligeramente una cacerola grande con un poco de aerosol de cocina.
4. Luego, calienta el aceite de oliva a fuego medio en una sartén y cocina las cebollas hasta que estén tiernas.
5. Agrega el pollo, los champiñones, el calabacín y los condimentos.
6. Revuelve y cocina hasta que el calabacín esté ligeramente dorado y el pollo se caliente.
7. Mezcla las cebollas, el arroz cocido, el calabacín, los champiñones, el pollo, los frijoles, las zanahorias, los chiles y una taza de queso suizo en un tazón grande.

8. Transfiere a la cazuela que has preparado y espolvorea la taza restante de queso suizo.
9. Luego cubre la cazuela con papel aluminio y hornea por treinta minutos.
10. Después de eso, retira la cubierta y hornea por 10 minutos.

Estofado de Pollo y Champiñones

Ingredientes:

- 1/4 de taza de harina multiusos (natural)
- 1/2 cucharadita de pimienta negra (recién molida)
- 2 mitades de pechuga de pollo (alrededor de 3/4 de libra, cada una debe cortarse por la mitad para hacer 4 piezas)
- 2 muslos de pollo (3/4 de libra)
- Muslos de Pollo (3/4 de libra)
- 1 chalota picada (alrededor de 1 cucharada)
- 1 libra de champiñones (pequeños y blancos)
- 1/2 libra de cebollas perlas (peladas)
- Media taza de vino de Oporto o Tinto (seco)
- 3/4 de taza de caldo bajo en sodio, caldo de verduras o caldo de pollo
- 2 cucharadas de vinagre balsámico
- 1/4 de cucharadita de sal
- 2 cucharadas de tomillo fresco (picado) y ramitas para adornar
- 1 y 1/2 cucharadas de aceite de canola o aceite de oliva

Procedimiento:

1. Mezcla 1/4 de cucharadita de pimienta con la harina en un plato poco profundo. Draga los trozos de pollo en esta harina.
2. Calienta el aceite a fuego medio-alto en una olla holandesa o en una cacerola grande y pesada. Pon el pollo dentro. Cocina por 5 minutos hasta que se dore por ambos lados. Mientras cocinas, gíralo una vez. Después de eso, transfiérelo a una bandeja.
3. Pon el chalote en la sartén. Saltéalos por un minuto hasta que se ablanden. Luego agrega y saltea los champiñones por 3 o 4 minutos hasta que se doren ligeramente. A continuación, agrega y saltea las cebollas durante 2 o 3 minutos hasta que se estén doradas.
4. Vierte el vino y el caldo en la sartén y desglásalo. Revuelve con

una cuchara de madera y raspa los trozos dorados. Pon los trozos de pollo dentro y hiérvelos. Cuando empiece a hervir tápalo y disminuye el fuego. Deja que hierva a fuego lento durante 45 o 50 minutos hasta que las verduras y el pollo se ablanden. Agrega el vinagre, una cucharadita de sal, 1/4 de cucharadita de pimienta y tomillo picado.

5. Para servir, pon las verduras en tazones separados y poco profundos. Coloca 2 trozos de pollo encima de cada una de las porciones. Utiliza ramitas de tomillo para adornarlos.

Brócoli al Horno con Cheddar

Ingredientes:

- Media taza de cebollas (finamente picadas)
- 4 tazas de brócoli fresco (picado)
- Una taza y media de sustituto de huevo.
- 2 cucharadas de agua
- 1/2 cucharadita de pimienta negra (molida)
- 1 taza de queso cheddar (rallado)
- 1 taza de leche (sin grasa)

Procedimiento:

1. Calienta el horno previamente a una temperatura de 350 grados. Cubre un plato para hornear ligeramente con un poco de aerosol de cocina.
2. Combina las cebollas, el brócoli y el agua en una sartén antiadherente. Saltéalos a fuego medio durante 5 u 8 minutos hasta que se ablanden. Agrega agua si es necesario, pero trata de usar la menor cantidad de agua. Cuando estén cocidas, escurre el agua y guardarlos a un lado.
3. Mezcla 3/4 de taza de queso, leche y sustituto de huevo en un tazón. Añade la mezcla de pimienta y brócoli. Revuelve bien.
4. Pon la mezcla en el plato para hornear que has preparado. Coloca el plato en una cacerola grande que esté llena con alrededor de 1" de agua.
5. Hornea sin tapar el plato durante 45 minutos.
6. Luego sácalo del horno. Pon el resto del queso encima. Deja reposar por 10 minutos y luego sirve.

Brócoli al Horno con Queso y Huevo

Ingredientes:

- 6 huevos grandes
- 4 onzas de margarina ligera
- 6 cucharadas de harina
- 1/2 libra de queso cheddar (bajo en grasa)
- 1 pizca de pimienta negra
- 2 libras de queso cottage (sin grasa)
- 10 onzas de brócoli congelado (descongelado y picado)
- 1 cucharadita de sal
- 1 pizca de pimentón (opcional)
- Media taza de champiñones rebanados, enlatados o frescos (opcional)
- 4 onzas de pimiento picado (opcional)

Procedimiento:

1. Calienta el horno previamente a una temperatura de 350 grados.
2. Mezcla todos los ingredientes.
3. Rocía una cacerola (2 cuartos) con un poco de aerosol de cocina.
4. Pon la mezcla de ingredientes en la sartén que has preparado. Hornea durante noventa minutos. Sirve cuando esté caliente.

Mero a la Parrilla y Salsa Teriyaki

Ingredientes:

- 1 cucharada de salsa teriyaki (reducida en sodio)
- 2 filetes de mero (de 4 onzas cada uno)
- 2 gajos de limón
- 1/2 cucharadita de ajo picado
- 1/4 de cucharadita de condimento italiano

Procedimiento:

1. Coloca el ajo y la salsa teriyaki en un tazón pequeño y bátelos.
2. Rocía ligeramente una bandeja para hornear con un poco de aerosol de cocina. Pon los filetes en ella. Unta los lados de los filetes de mero con marinada de teriyaki. Cúbrelos y mantenlos en la nevera durante un mínimo de 15 minutos para marinar.
3. Calienta el asador o la parrilla de antemano. Coloca el bastidor a una distancia de 4" de la fuente de calor.
4. Asar a la parrilla durante unos 5 o 10 minutos. Después de eso, retira los filetes de la parrilla. Exprime una rodaja de limón en cada filete. Espolvorea el condimento italiano y sirve.

Pollo Relleno con Espinacas, Pimienta Queso y Cajún

Ingredientes:

- 1 libra de pechugas de pollo
- 1 taza de espinacas congeladas y descongeladas (o recién cocidas)
- 1 cucharada de migas de pan
- 3 onzas de queso pimiento rallado (reducido en grasa)
- 2 cucharadas de condimento Cajún
- Palillos de dientes

Procedimiento:

1. Calienta el horno previamente a una temperatura de 350 grados.
2. Vuelve el pollo plano para que tenga 1/4" de espesor.
3. Combina el queso, la sal y la espinaca con pimienta en un tazón mediano.
4. Mezcla las migajas de pan y el condimento Cajún en un tazón pequeño.
5. Pon aproximadamente 1/4 de taza de la mezcla de espinacas en cada pechuga de pollo con una cuchara. Enrolla cada uno de ellos con fuerza. Sujétalos con varios palillos de dientes.
6. Unta todos ellos con aceite de oliva. Luego espolvorea el condimento Cajún sobre todos ellos.
7. Espolvorea el queso restante y las espinacas encima (opcional).
8. Mantén el lado de la costura del pollo hacia arriba en una bandeja para hornear forrada con una lámina de aluminio para que sea fácil de limpiar más tarde.
9. Hornea durante 35 - 40 minutos.
10. Asegúrate de sacar todos los palillos de dientes antes de servir. Cortarlos en medallones o sirvelos enteros.

Calabaza Bellota con Queso y Rellena

Ingredientes:

- 1 libra de pechuga de pavo extra magra (molida)
- 2 calabazas bellota sin semillas y cortadas por la mitad
- 1 taza de apio (picado)
- 1 taza de cebolla (finamente picada)
- 1 taza de champiñones rebanados (frescos)
- 1 cucharadita de albahaca
- 1 cucharadita de orégano
- 1 pizca de pimienta negra (molida)
- 1/8 de cucharadita de sal
- Salsa de tomate de 8 onzas (1 lata)
- 1 taza de queso cheddar (rallado)
- 1 cucharadita de ajo en polvo

Procedimiento:

1. Calienta el horno previamente a una temperatura de 350 grados.
2. Coloca la calabaza en un plato de vidrio de manera que el lado del corte quede hacia abajo.
3. Cocina a fuego alto durante veinte minutos en el microondas hasta que esté casi tierno.
4. Dora el pavo molido en una sartén antiadherente a fuego medio.
5. Añade las cebollas y el apio y saltéalos.
6. Pon los champiñones y cocina por otros 2 o 3 minutos.
7. Añade los condimentos secos y la salsa de tomate.
8. Divide la mezcla en 4 porciones. Ponla en la calabaza con una cuchara y tápala.
9. Cocina durante quince minutos en un horno que ya ha sido calentado a 350 grados.
10. Después de eso, retira la tapa y espolvorea el queso. Entonces, una vez más, mantenlo en el horno hasta que el queso comience a burbujear.

Chile Vegetariano con Queso

Ingredientes:

- 2 dientes de ajo
- 1 pimiento grande picado en cubitos (verde)
- 1 taza de cebollas picadas
- 1/2 libra de champiñones rebanados
- 8 onzas de salsa de tomate
- 1 lata o 14.5 onzas de tomates cortados en cubitos, de lo contrario 2 tazas de tomates frescos
- 2 cucharaditas de aceite de oliva
- 1 calabacín de tamaño mediano cortado en rodajas finas
- 2 cucharadas de chile en polvo
- 2 latas o 15 onzas de frijoles enjuagados (rojos)
- 1 taza de queso cheddar (rallado)
- 1 paquete o 10 onzas de maíz congelado

Procedimiento:

1. Calienta el ajo y el aceite de oliva en una sartén grande.
2. Agrega los champiñones, las cebollas y el pimiento verde. Cocina hasta que se ablanden.
3. Pon la salsa de tomate, el chile en polvo y los tomates cortados en cubitos y hierve.
4. Cuando empiece a hervir, baja el fuego y agrega los frijoles rojos y el calabacín. Cocina a fuego lento durante diez a quince minutos.
5. Agrega el maíz y media taza de queso cheddar y revuelve.
6. Cocina a fuego lento durante otros diez a quince minutos.
7. Una vez que esté cocido, coloca el queso cheddar restante encima y sirve.

Cazuela de Pollo

Ingredientes:

- 1 taza de pechuga de pollo (cortada en cubos y cocida)
- 2 tazas de vegetales mezclados (congelados)
- Media taza de pasta de trigo cruda, de lo contrario 1 taza de pasta de trigo cocida
- 1 lata o 10.5 onzas de crema de pollo (98% libre de grasa)
- 1 taza de queso cheddar bajo en grasa (rallado)
- 3/4 de taza de agua
- 4 onzas de champiñones enlatados
- Pimienta, cebolla en polvo y ajo en polvo al gusto.

Procedimiento:

1. Calienta el horno previamente a una temperatura de 350 grados.
2. Rocía un plato cacerola (9x3) con un poco de aerosol de cocina.
3. Luego cocina las verduras y la pasta de acuerdo con las instrucciones dadas en los paquetes.
4. Combina el pollo, los champiñones, media taza de queso, la sopa, las verduras cocidas, la pasta y agua en un tazón grande.
5. Agrega la pimienta, la cebolla en polvo y el ajo en polvo según el gusto.
6. Pon esta mezcla en el plato cacerola que ha sido engrasado. Espolvorea el queso restante en ella.
7. Hornea por 25 o 30 minutos hasta que el queso se vuelva burbujeante y dorado.

Envoltura de Queso y Pollo

Ingredientes:

- Una tortilla de trigo integral (baja en carbohidratos)
- 1/4 de libra de pechuga de pollo (se elimina toda la grasa visible)
- 1/4 de taza de cebollas picadas
- 1/4 de taza de pimiento verde en rodajas
- 1/4 de taza de champiñones en rodajas
- 1 cuña o 3/4 de libra de queso suizo (ligero)
- 2 cucharaditas de chiles picantes rebanados (según el gusto)

Procedimiento:

1. Aplana la pechuga de pollo y hazla de 4 pulgadas de espesor. Córtala en tiras finas.
2. Coloca una sartén a fuego medio-alto. Rocíalo con un poco de aerosol de cocina.
3. Pon las cebollas y el pollo en ella y cocina hasta que las cebollas se vuelvan translúcidas y el pollo ya no esté rosado.
4. Agrega los champiñones y los pimientos verdes y cocina hasta que se ablanden.
5. Coloca la tortilla entre 2 toallas de papel húmedas y caliéntala en el microondas durante veinte segundos.
6. Coloca una tira de queso en el centro de la tortilla cuando esté tibia.
7. Luego coloca el pollo, los champiñones, los pimientos y las cebollas encima.
8. Si estás usando chiles, entonces ponlos también.
9. Dobla los lados de la tortilla sobre la parte central y luego sirve.

Fajitas de Pollo

Ingredientes:

- 1/4 de taza de jugo de lima
- 3 libras de pechugas de pollo (tiras de 1/4")
- 1-2 dientes de ajo (picados)
- 1/2 pimiento verde en tiras (dulce)
- 1 cucharadita de chile en polvo
- 1/2 pimiento rojo en tiras (dulce)
- 1/2 cucharadita de comino (molido)
- 1 cebolla grande rebanada
- 12 tortillas de 8"cada una (trigo integral)
- Media taza de salsa.
- Media taza de crema agria (sin grasa)
- Media taza de queso rallado

Procedimiento:

1. Mezcla el jugo de limón, el ajo, el chile en polvo y el comino en un tazón grande. Añade las rebanadas de pollo. Revuelve hasta que estén bien cubiertas.
2. Luego marínalas durante quince minutos.
3. Cocina el pollo en una sartén sobre la estufa o en la parrilla durante tres minutos.
4. Pon los pimientos y las cebollas y cocina por 3 o 5 minutos.
5. Divide la mezcla en partes iguales entre todas las tortillas.
6. Pon dos cucharaditas de salsa, dos cucharaditas de queso rallado y dos cucharaditas de crema agria encima de cada una. Enrolla y luego sirve.

Rollatini de Pollo y Espinacas con Parmesano

Ingredientes:

- 8 chuletas de pechuga de pollo (de 3 onzas cada una)
- 6 cucharadas de claras de huevo
- Media taza de migas de pan integral sazonadas (condimento italiano)
- 1/4 de taza de queso parmesano (rallado)
- 5 onzas de espinaca congelada y descongelada (exprimidas en seco)
- 6 cucharadas de requesón (parcialmente descremado)
- 6 onzas de mozzarella rallada (parcialmente descremada)
- 1 taza de salsa marinara
- Aerosol antiadherente de cocina

Procedimiento:

1. Calienta el horno previamente a una temperatura de 450 grados.
2. Rocía un plato de hornear (9x13) hecho de vidrio con aerosol de cocina antiadherente.
3. Usa pimienta y sal para sazonar las chuletas de pollo.
4. Mezcla 2 cucharadas de queso parmesano con las migas de pan en un tazón pequeño.
5. En otro tazón pon 4 cucharadas de claras de huevo.
6. Combina el requesón, 1.5 onzas de mozzarella, la espinaca, el queso parmesano restante y las 2 cucharadas restantes de claras de huevo.
7. Pon 2 cucharadas de esta mezcla en cada chuleta sazonada.
8. Enrolla todas las chuletas sin apretarlas. Usa 1 o 2 palillos de dientes para asegurar cada uno de ellas.
9. Sumerge estos rollos en las claras de huevo y luego en la mezcla de migas de pan. Colócalos los en el plato de hornear que ha sido engrasado. Mantenlos de tal manera que el lado de la costura quede hacia abajo.

10. Rocía los rollatini de pollo con aerosol antiadherente.
11. Hornea durante 25 minutos.
12. Sácalo del horno y pon encima el queso mozzarella restante y la salsa marinara.
13. Hornea por otros 3 minutos hasta que el queso se derrita y comience a burbujear.
14. Sirve con queso parmesano y un poco más de salsa a un lado.

Salteado de Pollo con Albahaca y Berenjena

Ingredientes:

- 1/4 de taza de albahaca fresca (picada en trozos grandes)
- 2 cucharadas de menta fresca (picada)
- 3/4 de taza de caldo o caldo de pollo (bajo en sodio)
- 3 cebollas de primavera o cebollas verdes, 2 picadas en trozos grandes y 1 finamente rebanada
- 2 dientes de ajo
- 1 cucharada de jengibre fresco (picado)
- 2 cucharadas de aceite de oliva (Virgen Extra)
- 1 berenjena (pequeña)
- 1 cebolla amarilla picada
- 1 pimiento morrón (rojo)
- 1 pimiento morrón (amarillo)
- 1 libra de pechugas de pollo (tiras de 2" de largo y 1/2" de ancho)
- 2 cucharadas de salsa de soya (baja en sodio)

Procedimiento:

1. Pon la menta, la albahaca, el jengibre, un cuarto de taza de caldo, las cebollas verdes (picadas) y el ajo en un procesador de alimentos o licuadora. Combina y muele la mezcla, pero no la conviertas en puré. Mantenla a un lado.
2. Calienta una cucharada de aceite de oliva en una sartén grande antiadherente a fuego medio-alto. Coloca la berenjena, los pimientos y la cebolla amarilla y saltea durante 8 minutos hasta que se ablanden. Transfiérelos a un recipiente. Cúbrelos con una toalla de cocina.
3. Pon 1 cucharada de aceite de oliva en la sartén. Caliéntalo a fuego medio a alto. Saltea la mezcla que hiciste antes, en ella durante 1 minuto. Revuelve constantemente. Luego coloca tiras de pollo y salsa de soya. Saltéalos durante 2 minutos. Pon media

taza de caldo en la sartén. Cocina hasta que empiece a hervir. Agrega la mezcla de berenjenas y cocina por 3 minutos. Luego pásalo a un plato de servir. Adorna con cebolla verde y sirve.

Chile

Ingredientes:

- 1 libra de carne de res extra magra (molida)
- Media taza de cebollas picadas
- 2 tomates grandes o 2 tazas de tomates enlatados sin sal
- 1 taza de apio (picado)
- 4 tazas de frijoles de riñón enjuagados (enlatados)
- 1 y 1/2 cucharada de chile en polvo
- 1 cucharadita de azúcar
- 2 cucharadas de harina de maíz
- Agua tanto como sea necesario
- Pimientos jalapeños (opcional)

Procedimiento:

1. Coloca las cebollas y la carne molida en una olla sopera. Saltéalas a fuego medio hasta que la cebolla se vuelva transparente y la carne se vuelva marrón o se dore.
2. Agrega los frijoles, los tomates, el apio, el chile en polvo y el azúcar a la mezcla de carne y tápalo. Cocina por diez minutos y revuelve con frecuencia. Retira la cubierta y pon tanta agua como sea necesario. Pon la harina de maíz. Luego cocina por un mínimo de 10 minutos más y deja que los sabores se mezclen.
3. Llévalo a los tazones para servir. Usa pimientos jalapeños para adornar.

Bacalao con Alcaparras y Limón

Ingredientes:

- 4 filetes de bacalao (de 6 onzas cada uno)
- 1 cucharadita de caldo granulado bajo en sodio (con sabor a pollo)
- 1 taza de agua caliente
- 1 cucharada de mantequilla suave
- 2 limones
- 4 cucharaditas de alcaparras enjuagadas
- 1 cucharada de harina de uso general simple

Procedimiento:

1. Calienta el horno previamente a una temperatura de 350 grados.
2. Rocía 4 cuadrados de papel de aluminio con un poco de aerosol de cocina.
3. Pon 1 filete en cada cuadrado de papel aluminio. Corta un limón por la mitad. Exprime el jugo de la primera mitad sobre el pescado y corta la segunda mitad en rodajas. Pon estos en los filetes y cierra las láminas.
4. Colócalos en el horno. Hornea durante 20 minutos.
5. Retira la cáscara del otro limón y córtalo en tiras de un cuarto de pulgada de ancho.
6. En un tazón pequeño mezcla el agua caliente y el caldo granulado. Revuelve hasta que se disuelva.
7. Mezcla la harina y la mantequilla en otro recipiente. Transfiérelos a una cacerola pesada. Colócala a fuego medio y revuelve hasta que la mezcla se derrita. Pon el caldo y sigue revolviendo hasta que se espese. Luego pon las alcaparras. Retira del calor. Sirve en los filetes. Utiliza la cáscara de limón para decorarlos.

Pollo con Yogur Griego

Ingredientes:

- 4 pechugas de pollo (de 4 onzas cada una)
- 1 cucharadita de ajo en polvo
- 1 taza de yogur griego (natural)
- Media taza de queso parmesano (rallado)
- 1/2 cucharadita de pimienta
- Una cucharadita y media de condimento.

Procedimiento:

1. Calienta el horno previamente a una temperatura de 375 grados.
2. Mezcla el yogur griego, los condimentos y el queso en un tazón.
3. Coloca un forro de papel de aluminio en una bandeja para hornear y rocíe un poco de aerosol de cocina.
4. Cubre la mezcla de yogur en todas las pechugas de pollo. A continuación, colócalas en el papel de aluminio de la bandeja para hornear.
5. Hornea durante 45 minutos.

Pollo Mágico Húmedo

Ingredientes:

- 3 libras de pechugas de pollo
- Una taza y un cuarto de taza de migas de pan integral (italiano)
- Media taza de mayonesa ligera.

Procedimiento:

1. Calienta el horno previamente a una temperatura de 425 grados.
2. Unta el pollo con la mayonesa.
3. Pon las migas de pan en un plato grande. Enrolla el pollo en las migas hasta que se cubra.
4. Luego coloca el pollo sobre papel aluminio en una sartén. Hornea durante 40 a 45 minutos.

Pollo con Relleno de Taco

Ingredientes:

- 1 libra de pechugas de pollo
- Una taza de caldo de pollo
- Un paquete que contiene 1.25 onzas de condimento para tacos.

Procedimiento:

1. Mezcla el condimento para tacos y el caldo de pollo en un tazón.
2. Coloca el pollo en una olla de cocción lenta.
3. Pon la mezcla de condimentos y el caldo sobre el pollo.
4. Tapa y cocina durante 6 u 8 horas a fuego lento.
5. Desmenuza el pollo.
6. Cocina por otros 30 minutos para que el exceso de jugo sea absorbido.
7. Sirve como un aderezo para algunas ensaladas, como relleno para los tacos, o como fuente de proteínas.

Bocadillos

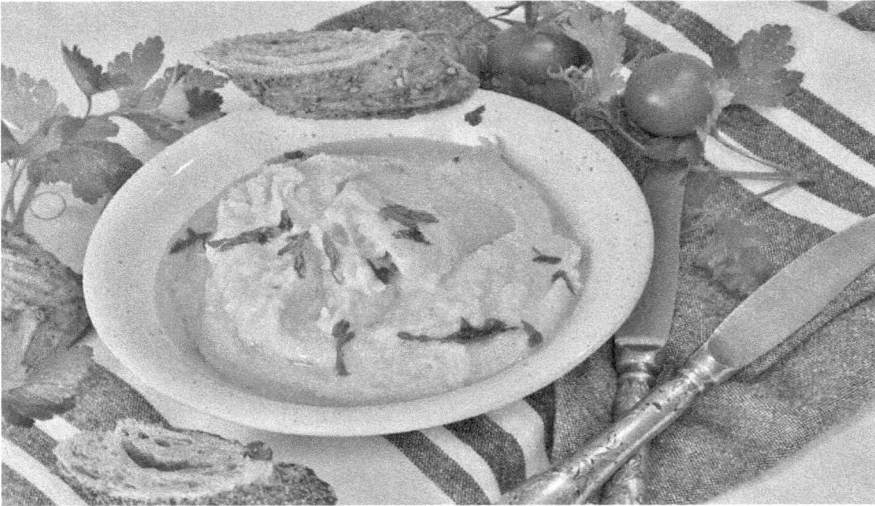

Hummus

Ingredientes:

- 1 lata de garbanzos, escurridos y enjuagados.
- 1 cucharada de mantequilla de maní
- 1/2 limón, solo jugo
- 1 cucharadita de cáscara de limón, picada
- 1 cucharadita de sal
- 1/4 de cucharadita de hojuelas de pimiento rojo, machacadas
- 1 cucharada de aceite de oliva
- 1 diente de ajo
- Opción, sustituir el pesto por mantequilla de maní.

Procedimiento:

1. Coloca todo en el procesador de alimentos. Comienza a hacer puré mientras rocías lentamente en dos cucharadas de agua. Has un puré hasta que esté excepcionalmente cremoso.
2. Colócalo en un tazón y mantenlo fresco en el refrigerador hasta que estés listo para disfrutarlo con cualquier verdura cortada, en rodajas o entera de tu elección. Estos podrían incluir pimientos dulces, tomates cherry, rábanos, hinojo, jícama y guisantes.

Patatas Fritas de Queso

Seguro para satisfacer cualquier antojo de patatas fritas con esta mezcla de tres ingredientes.

Ingredientes:

- 10 cucharadas de queso parmesano rallado
- Ajo en polvo
- 2 cucharadas de albahaca fresca finamente picada

Procedimiento:

1. Calienta el horno a 350 grados. Cubre una bandeja para hornear con papel pergamino.
2. Saca una cucharada de queso y colócala en una bandeja para hornear.
3. Con los dedos, extiende suavemente el queso en un círculo fino y agrega una pizca de ajo en polvo y una pizca de albahaca.
4. Repite hasta que todo el queso haya desaparecido.
5. Coloca la hoja en el horno hasta que los bordes del círculo estén dorados. Dales un minuto para que se enfríen.

Postres

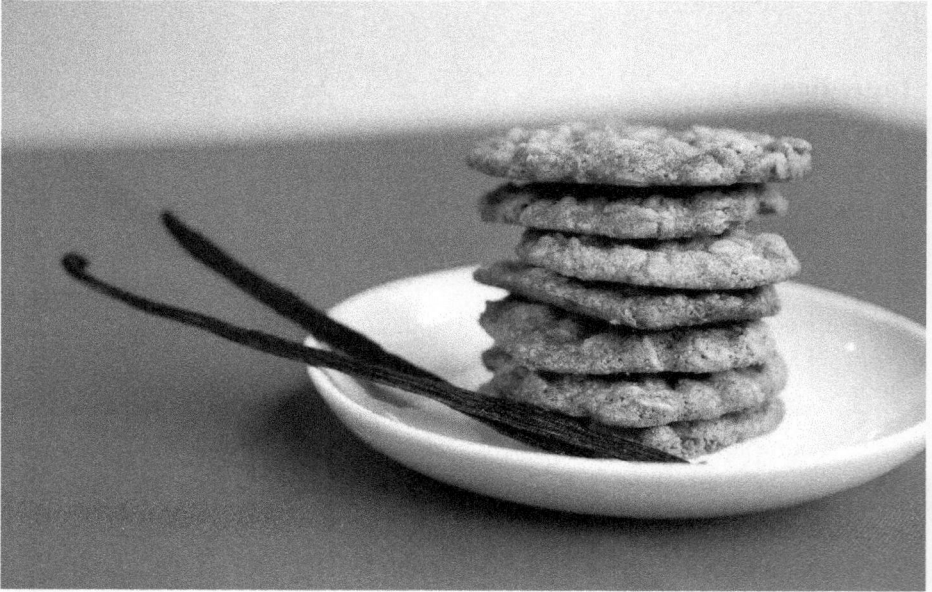

Galletas Alegres de Mantequilla de Maní

Rinde dieciocho galletas.

Ingredientes:

- 250 ml de avena rápida
- 250 ml de mantequilla de maní, sin azúcar.
- 250 ml de Splenda
- 1 cucharadita de vainilla
- 1/2 cucharadita de canela, seca
- 1 huevo

Procedimiento:

1. Precalentar el horno a 350 grados.
2. Coloca la mantequilla de maní y Splenda en un tazón para mezclar. Usando una cuchara resistente o un batidor de mano, bate los dos ingredientes juntos hasta que estén suaves.
3. Agrega el huevo, sigue mezclando, luego agrega la vainilla.
4. Por último, añade la avena y la canela. Continuaa mezclando hasta que todo quede bien suave.
5. Saca la masa con una cuchara de postre y, con las manos, enrolla hasta formar bolitas. Coloca las bolitas en una bandeja para hornear galletas y aplástalas suavemente con un tenedor.
6. Coloca las galletas en el horno durante ocho minutos hasta que estén doradas. Espera a que se enfríen antes de levantarlás de la bandeja.

Mousse De Chocolate Con Almendras y Jengibre

Rinde cinco porciones.

Ingredientes:

- 325 ml de leche, descremada y fría.
- 1 paquete de pudín instantáneo (para cuatro porciones), sin grasa y sin azúcar
- 250 ml de Cool Whip Lite, descongelado
- 1/4 de cucharadita de jengibre, seco
- 1 cucharada de almendras, rebanadas

Procedimiento:

1. Vierte la leche fría en un tazón para mezclar.
2. Batiendo constantemente con un batidor de alambre, agrega la mezcla de pudín y el jengibre seco. Sigue batiendo durante dos minutos.
3. Pliega la cobertura de látigo fresco (Cool Whip).
4. Vierte la mezcla en cinco tazas de pudín, y refrigera hasta que sea necesario. Adorna con almendras rebanadas justo antes de servir.

Manzana Crujiente de Bella

Rinde 4 porciones.

Ingredientes:

- Cuatro manzanas, duras y crujientes, sin corazón y en rodajas.
- 1/2 limón
- 2 cucharadas de agua
- 2 cucharadas de néctar de agave o una cucharada de miel

Ingredientes para Toppings (coberturas):
- 200 ml de avena arrollada a la antigua.
- 2 cucharadas de mantequilla, fría
- 1/2 cucharadita de canela
- 125 ml de nueces picadas

Procedimiento:

1. Calienta el horno a 350 grados.
2. Coloca las manzanas en rodajas en el fondo de un molde para tartas de ocho pulgadas o en un molde cuadrado.
3. Rocía el agua, el jugo de limón y el jarabe sobre las manzanas.
4. En un recipiente para mezclar, mezcla la avena y la canela. Use un cortador de masa o dos cuchillos para cortar la mezcla de mantequilla hasta que se parezca al pan rallado grueso.
5. Agrega las nueces picadas.
6. Espolvorea la mezcla sobre las manzanas cubriéndolas completamente.
7. Cubre el molde con papel de aluminio y deslízala en el medio del horno durante veinte minutos.
8. Retira el papel de aluminio del molde y continúa horneando por otros diez a quince minutos hasta que la cubierta esté dorada.
9. Opción: Sirve con un poco de helado sin grasa y sin azúcar.

Maravillas de Energía Roja

Hace alrededor de dieciséis golosinas en forma de bola.

Ingredientes:

- 325 ml de coco, rallado y dividido en una porción de 225 ml y una porción de 100 ml
- 125 ml de avena, arrollada
- 125 ml de fresas
- 125 ml de almendras
- 4 dátiles, Medjool, sin hoyos
- 75 ml de mantequilla de almendras

Procedimiento:

1. Coloca las 225 porciones de coco y el resto de los ingredientes en un procesador de alimentos. A alta velocidad, procesa hasta que quede suave y completamente mezclado.
2. Vierte el coco restante en un plato. Con una cuchara, saca una cucharada de la mezcla y forma una bola. Haz rodar esta bola en el coco, luego colócala en un plato forrado con papel de pergamino. Repite hasta que se hayan utilizado todas las mezclas.
3. Coloca el plato en la nevera durante al menos dos horas antes de servir. Guarda las maravillas de energía en un recipiente hermético en el refrigerador.

Paleta de Helado de Manzana y Ruibarbo

Rinde 4 bocadillos.

Ingredientes:

- 500 ml de ruibarbo, picado en cubitos
- 1 taza de compota de manzana, sin azúcar
- 2 cucharaditas de jarabe de agave o azúcar

Procedimiento:

1. Coloca las rodajas de ruibarbo en un poco de agua a fuego medio en tu estufa. Tapa y cocina mientras revuelves ocasionalmente hasta que se convierta en un puré o papilla.
2. Retira del fuego y agrega la compota de manzana y el almíbar.
3. Sirve con un cucharón en formas de paleta o en bolsas pequeñas con cierre de cremallera. Colócala en el congelador para que se fije.

Yogur Griego y Batido de Fresa

Hacer 6 porciones.

Ingredientes:

- 3 fresas (congeladas)
- 2/3 de yogur griego natural (cero por ciento de grasa)
- 1 cucharada de edulcorante natural (sin calorías)
- Media taza de cobertura ligeramente batida

Procedimiento:

1. Coloca las fresas en un tazón pequeño que se pueda usar en el microondas. Descongela durante unos 60 segundos.
2. Usa las tijeras de cocina para cortarlas en dados hasta que estén bien picadas y se vuelvan un poco líquidas. Añade el yogur griego. Revuelve bien.
3. A continuación, agrega el edulcorante y revuelve nuevamente. Añade la cobertura ligeramente batida.
4. Puedes servirlo inmediatamente o, si no, cubrirlo y conservarlo en el refrigerador. Se puede consumir solo o como baño.
5. Nota: Cada porción proporciona aproximadamente 1 gramo de grasa, 2 gramos de proteínas y 3 gramos de carbohidratos

Chocolate y Pudín de Proteínas

Rinde 4 porciones.

Ingredientes:

- 2 cucharadas de proteína de chocolate en polvo (suero de leche)
- 1 taza de yogur griego (cero por ciento de grasa)

Procedimiento:

1. Pon todos los ingredientes en un tazón y usa una espátula de goma para mezclarlos. Revuelve hasta que estén bien mezclados.
2. Nota: Cada porción proporciona aproximadamente cero gramos de grasa, 13 gramos de proteínas y 4 gramos de carbohidratos.

Cuadrados Cremosos de Gelatina sin Azúcar

Ingredientes:

- 1 paquete o 0.6 onzas de gelatina (sin azúcar, del sabor que desees)
- 1 y 1/2 taza de agua hirviendo
- 1 taza de agua fría
- Cubitos de hielo tanto como sea necesario
- 1 y 1/2 taza de cobertura batida (ligera y descongelada)

Procedimiento:

1. Mezcla la gelatina con el agua hirviendo en un tazón grande. Revuelve hasta que esté completamente disuelta.
2. Ponga suficiente hielo en el agua fría y prepara 1 y 1/2 taza de agua.
3. Agrega esta agua helada a la gelatina. Sigue revolviendo hasta que el hielo se derrita por completo.
4. Saca 1 y 1/2 taza de gelatina y ponla en el mostrador. Mantén la gelatina restante en el refrigerador hasta que esté ligeramente espesa o por 30 minutos.
5. Ponga 3/4 de una taza de cobertura batida sobre la gelatina espesa. Luego bate hasta que esté bien mezclado.
6. Luego viértela en un plato cuadrado de 8". Ponlo en la nevera durante 30 minutos o hasta que la gelatina se asiente, pero que no se endurezca.
7. Luego, vierte la gelatina reservada en la capa cremosa de gelatina en el plato.
8. Refrigera hasta que esté firme o durante 3 horas. Luego córtala en cuadrados y coloca el resto de la cobertura batida encima.

Ricotta y Gelatina de Fresa sin Azúcar

Rinde 4 porciones

Ingredientes:

- 1 paquete de gelatina de fresa (sin azúcar, se puede usar cualquier sabor)
- 1 taza de agua hirviendo
- 2/3 de taza de requesón (ligero)
- 1 taza de agua fría

Procedimiento:

1. Usa un tenedor para esponjar el queso. Prepara 4 platos para verter la mezcla.
2. Viertw el contenido del paquete de gelatina en un tazón para mezclar de tamaño mediano. Pon 1 taza de agua hirviendo y bate hasta que la gelatina se disuelva completamente. Mezcla el requesón.
3. Pon agua fría. Mezcla todas las cosas. Vierte la mezcla en los platos que has preparado. Cúbrelos y refrigéralos hasta que se endurezcan o por al menos 2 horas.
4. Retira y deseche la capa superior de gelatina hasta que la parte más oscura y densa se haga visible.
5. Nota: Cada porción proporciona aproximadamente 2 gramos de grasa, 5 gramos de proteínas y 1 gramo de carbohidratos.

Duraznos y Queso Cottage

Ingredientes:

- Duraznos frescos (en rodajas)
- Queso cottage

Procedimiento:

1. Retire la piel de los duraznos y córtalos en rodajas.
2. Pon un poco de requesón en los duraznos y sirve. Disfruta del sabor del queso y la fruta en cada bocado.

Manzana y Calabaza al Horno

Ingredientes:

- 1 calabaza (tamaño mediano, pelada, cortada en cubos de 3/4")
- 2 manzanas (tamaño mediano, peladas y sin corazón, cortadas en trozos finos)
- 2 cucharaditas de canela (molida)
- 1 cucharada de Splenda
- 1/4 de taza de mantequilla (derretida)
- 1/3 de cucharadita de sal
- 1 cucharada de harina para todo uso

Procedimiento:

1. Mezcla las manzanas y la calabaza en una cazuela.
2. Combina el resto de los ingredientes y ponlos sobre las manzanas y la calabaza. Luego mezcla todo.
3. Tapa y hornea por cincuenta a sesenta minutos a una temperatura de 350 grados.
4. Si deseas que la cobertura sea más crujiente, retire la tapa del plato durante 10 minutos cuando finalice la cocción.

Mousse de Calabaza

Ingredientes:

- 1 lata o 15 onzas de calabaza
- 1 paquete o 4 onzas de pudín de vainilla (sin grasa)
- 2 tazas de topping batido (sin azúcar)
- Media taza de leche descremada
- 1 cucharadita de canela
- Pimienta de Jamaica, clavo, jengibre, Splenda y nuez moscada, al gusto

Procedimiento:

1. Mezcla todos los ingredientes.
2. Bate hasta que estén cremosos y suaves.
3. Nota: Una taza de esta receta proporciona aproximadamente 4.4 gramos de grasa, 2 gramos de proteína y 28 gramos de carbohidratos.

Sabroso Regalo de Queso Cottage

Ingredientes:

- 2 envases de queso cottage de 24 onzas (sin grasa)
- 1 contenedor de 8 onzas de cobertura batida (sin azúcar)
- 2 paquetes de gelatina de 3 onzas (sin azúcar, sabor a elección)

Procedimientos:

1. Mezcla todos los ingredientes en un tazón grande.
2. Agrega un poco de fruta de tu elección (opcional).
3. Nota: Una taza de esta receta proporciona aproximadamente 3 gramos de grasa, 22 gramos de proteínas y 24 gramos de carbohidratos.

Capítulo 6: Cómo Maximizar tu Vida Después de la Cirugía

Al decidir someterte a la cirugía, pasar por el período de recuperación inicial ciertamente no será un paseo por el parque. El verdadero viaje comienza una vez que sales del otro lado y puedes acercarte a la vida de una manera más o menos saludable. Lo que sigue a continuación es una variedad de consejos y trucos cuidadosamente seleccionados para ayudar a garantizar que la siguiente fase de tu vida sea la mejor fase de tu vida. Uno de estos bloques que son esenciales para tu continua calidad de vida es un reconocimiento positivo de tu elección y de los logros diarios que estarás alcanzando. Estás siguiendo una dieta rica en nutrientes sin incluir muchas calorías vacías. Estás disfrutando de más actividad en tu día y tal vez tengas uno o dos amigos nuevos como resultado. Ahora, es el momento de celebrar tu nueva vida.

El/la nuevo/a tú: Primero lo primero, detente, respira y disfruta de tu nuevo físico. Probablemente has estado tan ocupado siguiendo todas las reglas y caminando sobre cáscaras de huevo mientras todo estaba sanando, es muy posible que hayas llegado hasta aquí sin siquiera celebrar lo bien que te ves ahora. Sin embargo, si bien es cierto que la pérdida de peso viene con una abrumadora sensación de logro, es vital que antes de salir corriendo y comprar un nuevo guardarropa, hagas una pausa y consideres algunas cosas.

Primero, tendrás una nueva realidad física de piel sobrante, el órgano más grande del cuerpo humano, que se estiró antes de tu nuevo camino de vida. Esta piel adicional puede ser una fuente de malestar, erupciones e incluso dolor. Es un subproducto normal de la cirugía de Manga Gástrica. La piel suelta significa que estás perdiendo peso en todos los lugares donde debería estar. Al mantener las opciones de un estilo de vida saludable, te has propuesto un cuidado adecuado, que te ayudará para que la piel vuelva a su estado original de tensión.

Puedes encontrar el exceso de piel antiestética. Deberías aprender y reconocer que tu cuerpo necesita más tiempo para recuperarse y estabilizarse que un ordenador para iniciar sesión en Netflix. Hay algunas opciones que tienes para estimular el proceso de curación. Además, estas opciones se sienten lujosas por sí mismas y son una buena manera de celebrar y mimar al nuevo tú.

Los masajes tensarán la piel ya que estimulan un aumento en la circulación de la sangre y los tejidos linfáticos. El aumento de la circulación ayuda a tu cuerpo a eliminar subproductos celulares, estimula una superficie tensa de la piel, estimula tu capacidad de relajación a través de la reducción de tu presión arterial, lo que crea un ambiente más tranquilo y paciente. Es una hermosa recompensa por todo el trabajo duro que estás realizando.

Se sabe que un exfoliante con sales marinas aumenta el flujo de sangre y, con el tiempo, tensará la piel. La mejor forma de lograrlo es ducharse dos veces al día con un exfoliante de sal marina de alta calidad durante un par de semanas.

Por el contrario, no se recomienda nadar en una piscina tratada con cloro, ya que el cloro químico reseca la piel y puede dañar las células de la piel. Si puedes ubicar una piscina de agua salada, sería la opción más beneficiosa para elegir. Asegúrate de bañarse bien después de nadar y usa una crema hidratante natural que contenga vitaminas y colágeno.

Ten en cuenta que si, con el tiempo, sigues manteniendo una cantidad significativa de piel floja, es posible que desees consultar con tu médico sobre el uso del contorno corporal. Aquí es donde puedes acceder a los servicios de un cirujano plástico que extirpará quirúrgicamente el exceso de piel y lo volviéndola a colocar siguiendo los contornos de tu cuerpo. Dado el costo financiero y los riesgos para la salud asociados con las cirugías múltiples, recomendaría probar los consejos anteriores con una generosa dosis de tiempo y paciencia antes de tomar esta ruta.

Una vez que sientas que estás en el camino correcto con la remodelación de tu piel, comprar ropa nueva será esencial y gratificante. Te aconsejo que no te emociones demasiado y compres un guardarropa completo en los primeros tres meses. Evita comprar ropa de ensueño o ropa para un día que se ajuste a esta ropa. Comprar unos pocos artículos a la vez te permite equilibrar lo que está sucediendo con los cambios en tu cuerpo y con los cambios en tu guardarropa. Dado el tiempo dedicado a desarrollar un nuevo estilo de vida, es posible que te sorprendas a ti mismo con lo que terminas haciendo. Por ejemplo, podrías desarrollar una pasión por el ciclismo, y se requerirá un atuendo adecuado para la bicicleta. Trata de no hacer una compra basada en tu antiguo estilo de vida, en lugar de eso, busca ropa que te entusiasme llevarla puesta. Se sienten bien, se ven bien y pueden ayudarte a avanzar en el reconocimiento de quién eres.

Junto con la ropa, también puedes considerar cambiar tu peinado. De nuevo, se paciente. Tu rostro será el primero en mostrar signos de pérdida de peso, pero trata de no apresurarte a cambiar de manera demasiado drástica tu apariencia. Esto podría resultar abrumador, ya que querrás reconocer quién eres en el espejo y adaptarte gradualmente a tu físico cambiante. Habla con tu estilista sobre un enfoque a largo plazo de tu "apariencia" y trabajen en conjunto para crear la imagen que sientes en tu interior.

Por último, será de suma importancia encontrar un vendedor superior para que te ayude a comprar zapatos nuevos. Es probable que hayas desarrollado un modo de andar a lo largo de los años, lo que refleja la necesidad de tu cuerpo de soportar tu peso. Sin el peso, necesitarás un calzado adecuado para asegurarte de avanzar con la mejor alineación que se pueda lograr desde el principio.

Salud mental: Si bien la idea de "cambiar tu aspecto demasiado rápido" puede parecer ridícula al principio, lo cierto es que te has sometido a un procedimiento muy serio para llevar a cabo un cambio significativo en tu estilo de vida y es muy posible que llegue un momento en el que no reconozcas a la persona que estás mirando. Ahora bien, esto no necesariamente tiene que ser un problema serio, y, para algunas personas, no será diferente el impacto de mirarse al espejo las primeras veces después de un corte de cabello espectacular. Para otros, sin embargo, tiene el potencial de causar problemas, ya que no pueden conciliar lo que sienten con su apariencia.

Fuera de las luchas personales, esto también tiene el potencial de causar problemas con tus relaciones, ya que es probable que la apariencia te cambie como persona y no todos en tu vida se alinearán con lo que tú eres cuando sales por el otro lado. Si bien esto probablemente solo hará que tus relaciones sólidas se vuelvan aún más fuertes, puede causar que las relaciones débiles se fracturen y sufran como resultado. Del mismo modo, tus relaciones con amigos y seres queridos pueden cambiar a medida que cambian las dinámicas, y algunas personas te apoyan, mientras que otras no lo hacen.

Nuevamente, esto no quiere decir que todo el mundo vaya a lidiar con este tipo de problemas, pero como son una posibilidad, es importante tener acceso a un profesional de la salud mental y consultarlo de vez en cuando durante los primeros seis meses, más o menos, solo para asegurarte de que no haya ningún problema que pueda limitar tu potencial para avanzar.

Prepárate para los momentos difíciles: Independientemente de lo bien que parecen salir las cosas, sin embargo, también es importante que te prepares mentalmente para la posibilidad de que eventualmente experimentes baches en el camino. Estos pueden ser problemas mentales que debes resolver, problemas de relación causados por ti o por otros, problemas físicos con el proceso de recuperación o incluso problemas de pérdida de peso causados por golpear una meseta inesperada. Los detalles de los asuntos que te afectan no importan; lo que importa es que eres consciente de que están llegando y prepárate en consecuencia.

Cuando se trata de problemas físicos, es importante mantener un diálogo abierto con tu médico y no dudes en comunicarse con ellos en el momento en que sientas que algo está mal. Cuando se trata de problemas mentales, necesitas contar con un profesional de la salud mental con el que puedas hablar libremente y comprender que los problemas relacionados con la apariencia personal son extremadamente complicados y no hay nada de malo en tener dificultades para adaptarse a un cambio importante, especialmente uno que sucedió tan rápido.

Cuando se trata de perder peso, es importante tener en cuenta que es perfectamente natural que tu cuerpo tenga que esforzarse más para lograr resultados similares cuanto más te acerques a su peso ideal. Del mismo modo, todo el mundo va a golpear las mesetas de pérdida de peso de vez en cuando, y tu cuerpo está más preparado para ellos debido a tus experiencias anteriores. Es posible que tu cuerpo siga funcionando bajo la suposición de que tu peso estándar es el peso que tenías antes, no el peso que estás buscando. Si este es el caso, entonces tendrás que trabajar más duro para ayudar a crear un nuevo peso ideal. Romper con estos puntos preestablecidos es lo que causa una meseta, y la única manera de superarlo es mantener el rumbo y el poder a través de ellos.

Si golpeas una de estas mesetas, es esencial que no te desanimes y trates de cambiar tu dieta o rutina de ejercicios para provocar un cambio. Lo que necesitas entender sobre el cuerpo es que siempre está tratando de encontrar la homeostasis. El cuerpo está tratando de encontrar un hogar permanente. No le gusta el cambio, por lo que cuando te das cuenta de que está alcanzando una meseta, debes cambiar lo que está haciendo actualmente. Ya sea un cambio en tu régimen de ejercicios, cambiar algo de la comida, estás comiendo o incluso invirtiendo en un plan de dieta de un profesional para que sepas exactamente la cantidad de calorías que estás consumiendo y garantizar el éxito. Finalmente, no olvides que una vez que tu cuerpo se haya adaptado a tu nuevo estómago, una libra de pérdida de peso por semana se considera saludable, así que no te preocupes una vez que tu pérdida de peso se iguale a esa cantidad, ya que esto solo significa que estás en camino de alcanzar el peso deseado.

Ejercicio

Tu médico puede proporcionarte un plan de ejercicios, o puedes elegir consultar con un entrenador personal que tenga experiencia con pacientes con cirugía de Manga Gástrica. En términos generales, puedes esperar comenzar con una expectativa moderada, por ejemplo, diez minutos diarios, aumentando gradualmente con el tiempo. Una vez que te sientas seguro de estar listo, puedes considerar varias opciones disponibles para aumentar tu fuerza, rango de movimiento y capacidad aeróbica.

Es importante tener en cuenta que, si bien es cierto que empezarás a ver los resultados de no sentirse tan hambriento en general y por comer menos en general, el ejercicio seguirá siendo una parte crucial para llegar a donde necesitas estar. Después de todo, la dieta solo puede llevarte hasta cierto punto cuando se trata de alcanzar el IMC, el peso o el porcentaje de grasa corporal que desees. El ejercicio también te ayudará a acelerar muchos de los otros beneficios asociados con la cirugía, incluyendo mejorar tu salud cardiovascular y reducir tu presión arterial.

Para comenzar: Lo primero es lo primero, es importante que nunca hagas ningún tipo de ejercicio inmediatamente después de que te hayas realizado la cirugía. Si bien puede ser fácil frustrarse, el simple hecho es que la curación lleva tiempo, y si presionas demasiado rápido y con demasiada fuerza, solo terminarás haciendo más daño que bien. Del mismo modo, debes tener mucho cuidado para evitar agregar cualquier ejercicio nuevo a tu plan sin consultar primero con tu médico.

Dentro del primer mes después de la cirugía, es común que muchas personas se sientan incómodas. Durante este tiempo, muchos cirujanos recomiendan un programa de caminata simple en el que se recomienda a los pacientes que caminen de 5 a 10 minutos, tres veces al día.

Se deben evitar otros tipos de ejercicio durante este tiempo, ya que los ejercicios de entrenamiento de resistencia están especialmente restringidos.

2-3 meses

La cantidad de ejercicio que puede realizarse durante este período dependerá a menudo de tu estado físico general antes de la cirugía. En cualquier caso, es probable que en algún momento antes de los 90 días se te autorice a realizar actividades un poco más extenuantes, con ejercicios acuáticos que han demostrado ser bastante populares en promedio. Muchas personas consideran que esta es una gran elección ya que pone una tensión limitada en las articulaciones y muchos movimientos son más fáciles de realizar en el agua. Todos los niveles de actividad durante este período nunca deben llegar a ser tan intensos que una conversación no pueda mantenerse fácilmente al mismo tiempo.

4 meses y más allá

En este punto, podrás participar en una amplia variedad de actividades normales, lo que significa que, con el permiso de tu médico, puedes comenzar a trabajar más en la construcción de tu fuerza central y el bienestar general.

Finalmente, también es importante ser cauteloso cuando se trata de actividades que requieren una coordinación y un equilibrio significativos, ya que la cirugía probablemente haya provocado un cambio en tu centro de equilibrio que puede hacer que estos ejercicios sean más difíciles o potencialmente peligrosos de lo que serían de otra manera.

Establecer los objetivos correctos

Establecer los objetivos correctos para después de la cirugía es un paso importante para garantizar que todo tu arduo trabajo y sacrificio hasta este punto no termine siendo todo para nada. Desafortunadamente, como es probable que pasaras bastante tiempo con la idea de la cirugía de manga gástrica como tu objetivo final, puede ser difícil reajustar tus prioridades y asegurarte de que todo siga avanzando como debería. Una forma de ayudarte a asegurarte de que los objetivos que te propones para avanzar son tan relevantes como motivadores, es verificar que también sean INTELIGENTES.

Específicos: Los mejores objetivos son aquellos en los que siempre podrás determinar en qué punto te encuentras en relación con la meta. La meta debe tener un estado de falla claramente definido, así como un estado que te permita saber cuándo has cruzado la línea de meta. Los objetivos específicos también serán mucho más fáciles de trazar a lo largo del tiempo, ya que su especificidad se traducirá en subobjetivos que se pueden vincular a tu éxito o fracaso.

Medible: Los objetivos apropiados son aquellos que pueden

definirse claramente entre un conjunto de puntos, uno que indica el éxito y el otro que indica el fracaso. Especialmente cuando estás empezando, es importante elegir siempre objetivos que te permitan saber claramente cuándo te estás desviando del camino y cuándo estás progresando.

Alcanzable: Las buenas metas son siempre realistas para asegurar que sean alcanzables y no simplemente una eterna zanahoria en un palo. Hay una diferencia entre los objetivos fáciles y los alcanzables. Con objetivos fáciles, el éxito está asegurado desde el principio y lograrlos conduce a pocas recompensas. Los objetivos alcanzables pueden requerir una planificación extensa y mucho trabajo duro, pero siempre son más gratificantes.

Relevante: Es importante que el objetivo que elijas sea relevante para tu situación actual. La relevancia es clave para convertir el sistema de objetivos SMART de una sola vez en un patrón y, finalmente, en un hábito de por vida en el que puedes confiar para ayudarte a enfrentar los desafíos de la vida sin importar cuáles sean.

Oportuno: Los objetivos SMART son aquellos que tienen una fecha límite clara. Las metas que no tienen un plazo claro para completarse son metas que tienen menos probabilidades de ser completadas. Sin un calendario claro, puedes fácilmente dejar de hacer lo que necesitas hacer indefinidamente. Establecer un período de tiempo te obligará a enfrentar lo que quieres hacer y a trabajar para lograrlo. El período de tiempo que elijas debe ser suficiente para hacer que te apresures, pero no tiene que ser tan ajustado a tal punto que no sea realista.

Antes de prepararte para establecer tus propios objetivos, es importante que sigas adelante y hagas una investigación para que tengas una idea realista de lo que se necesita para lograr el objetivo. Esto es importante porque si estableces metas que no puedes esperar alcanzar de manera realista en el marco de tiempo que tú mismo te has provisto, entonces reforzarás los hábitos negativos que harán que sea aún más difícil volver a intentarlo en el futuro.

Conclusión

Felicitaciones por llegar hasta el final de "*Cirugía Bariátrica de Manga Gástrica - Libro de Cocina: La Guía Completa para Lograr el Éxito de la Cirugía de Pérdida de Peso con Más de 100 Deliciosas Recetas Saludables* ". Espero que haya sido informativo y pueda brindarte todas las herramientas que necesitas para lograr tus objetivos de pérdida de peso. El hecho de que hayas terminado este libro no significa que ya no queda nada que aprender sobre el tema. Expandir tus horizontes es la única forma de encontrar el dominio o la maestría que buscas.

Ahora que has leído este libro, es probable que te sientas un poco nervioso (y ojalá emocionado) ante la posibilidad de someterte a la cirugía. Esta es una respuesta perfectamente natural a lo que sin duda será un evento que cambiará la vida. Como hay muchos pasos por delante, puede ser fácil desanimarse cuando pienses en lo lejos que estás de la línea de meta. Una excelente manera de eliminar estos pensamientos es dejar de pensar en lo que está delante de ti como una carrera de velocidad y comenzar a pensar en ello como un maratón. Lento y constante para ganar la carrera.

Si bien se hizo todo lo posible para garantizar que este libro fuera lo más objetivo posible, es importante tener en cuenta que cada persona es diferente, lo que significa que tu médico debe tener la última palabra en cada paso de tu recuperación. Del mismo modo, es importante estar siempre del lado de la precaución para evitar hacerte accidentalmente más daño a si mismo que bien.

Finalmente, si encontraste este libro útil y perspicaz para tu viaje, por favor deja un comentario o reseña en Amazon. Esto ayudará a todos los demás que se encuentren en una situación similar a la tuya y se sientan igual de nerviosos por su viaje.

Gracias.